ザ・ラストダイエット

THE LAST DIET

元WBCライトフライ級世界チャンピオン
木村 悠
YU KIMURA

プロローグ

はじめまして、木村悠です。

ボクシングの元世界チャンピオンなんて聞くと、ちょっといかついイメージがあるかもしれません。でも、ぼくは、一般企業で商社マンをやりながら、二刀流でボクシングを続けていた、いっぷう変わったアスリートでした。

これからみなさんに提案するぼくのダイエット・メソッドは、誰もが簡単にできます。そして、試したほとんどの人が、ひと月で3〜5キロのダイエットに成功します。

このザ・ラストダイエットは、ぼくがオンラインで指導している「木村式オンラインダイエット」をブラッシュアップし、より簡便に、誰もがひと月で体重減できるようアレンジした、スペシャル・メソッドです。

ぼくのオンライン受講生の90％以上のみなさんが、びっくりするような減量成果を実現しています。え？　信じられない？　でも、たしかなエビデンスのある減量メソッドなのです。

ザ・ラストダイエットの特長を簡単に書いておきましょう。

・白米をしっかり食べられる

・お腹が空いたら、食べてよい

・栄養がしっかりとれる
・ムダな間食がなくなる
・リバウンドしない
・肌がきれいになる
・お財布にやさしい
・（ほとんどの人が）痩せる！

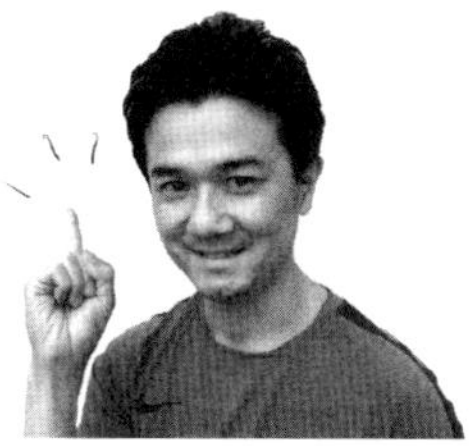

このほかにも、お通じがよくなる、免疫力がアップする、集中力が高まる、元気が出る、料理時間が時短になる…など、いいことがたくさんあります。

ザ・ラストダイエットでは、白米を食べ、お水を飲むことで、人間が生命体として本来あるべき姿＝体型を、ムリなく取り戻していきます。たいへんナチュラルで、健康的で、お米を主食としてきた日本人にぴったりの減量法なんです。

現役ボクサー時代、さまざまなダイエットを試したぼくが、最後にたどり着いた「究極のヘルシー・ダイエット」、それが「ザ・ラストダイエット」です。

ぜひ、あなたも始めて、美しく、健康的な毎日を手に入れてください。

ザ・ラストダイエットは、

1 栄養をとる

このダイエット最大のポイントは「白米を食べる」こと。意外かもしれませんが、白米って、びっくりするほどバランスのとれた栄養食なのです。古の時代より日本人が親しんできたお米。この素晴らしい食品の力を改めて信じましょう。

2 からだを浄化する

からだを洗う＝浄化するには、水を飲むことが必須となります。お茶やコーヒーで、からだや手足を洗う人っていませんよね？　ですから、水です。お水をたくさん飲んで、血液を洗い、不純物を体外へ排出して、健康なからだの土台を取り戻します。

3

代謝を上げる

ダイエットのツボのひとつは、代謝を上げること。栄養をしっかりとり、過度な運動を避け、じゅうぶんな睡眠をとる習慣を身に付ければ、次第に代謝は上がっていきます。本書では、そのほかにもいくつかの代謝ＵＰの方法をお伝えします。

4

しっかり休む

休まないで痩せようとしていませんか？　そんな非常識は、今すぐゴミ箱へ捨ててください。疲れが溜まると代謝は落ちます。内臓だって休ませなければパフォーマンスが落ち、よけいなものを溜め込もうとするのです。人間は、休まないと痩せません。

この4つのポイントを、正しく理解して、実践することで、誰でも、ムリなく、健康的で美しいボディを手に入れることができます。

これが成功者のビフォア＆アフター！

ここで紹介するのは、木村式オンラインダイエットで減量に成功した人たちの減量記録です。この方々は、ほんの一例で、メソッドを最後までやり抜いた人は、みなさん1か月間でマイナス3～5キロを実現しています。

2か月で5キロ減！

菊池洋子さん（仮名・51歳）

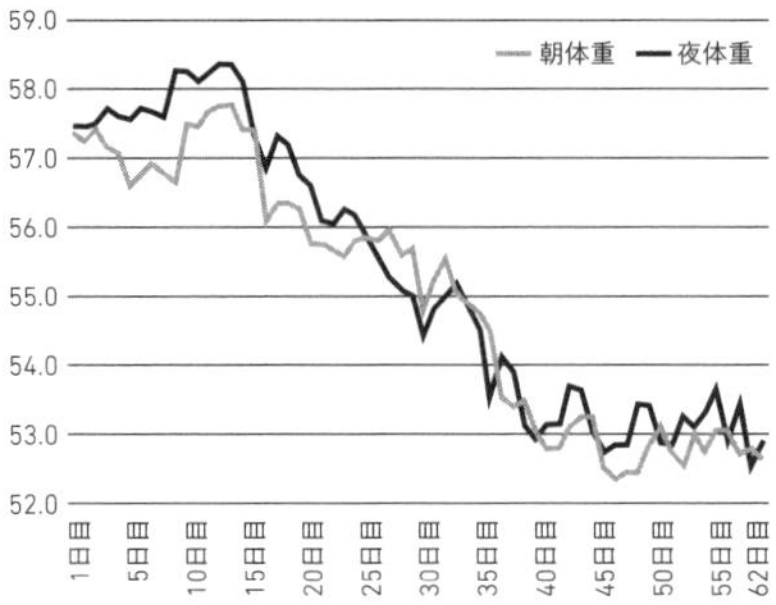

食習慣改善で一気に減量！

「10日目でいきなり1キロ増えたときは、どうしようと愕然としましたが、食習慣を改善したら一気に減少。からだが反応するまで時間がかかったんですね。目標体重を達成してから、ずっと体型を維持できています」

1か月半で7キロ減！

稲森浩介さん（仮名・53歳）

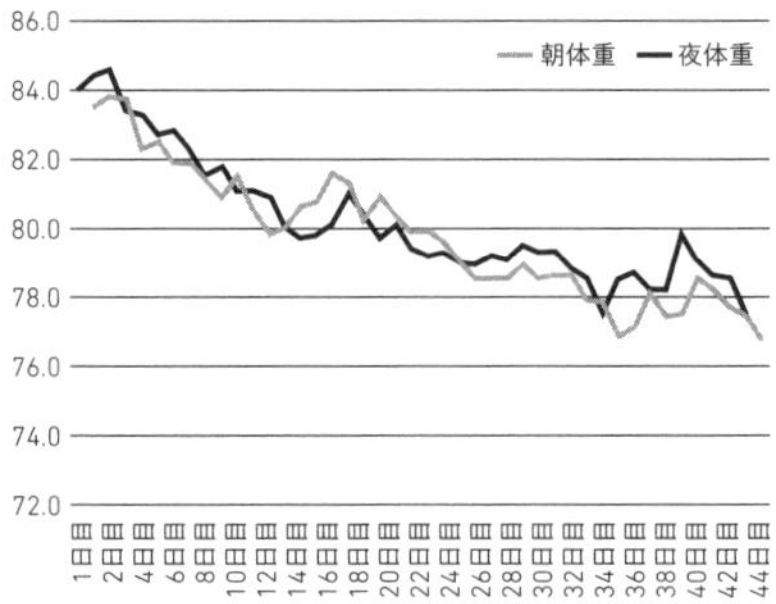

増減を繰り返すも着実に痩せた

「スタート時点でガクンと体重が減少して、しばらくスムーズに減りました。3週目くらいから停滞期に入って焦りましたが、木村先生のアドバイスで再び減少傾向に。その後も減量を継続中です」

谷山ひとみさん（仮名・44歳）

2か月で7キロ減！

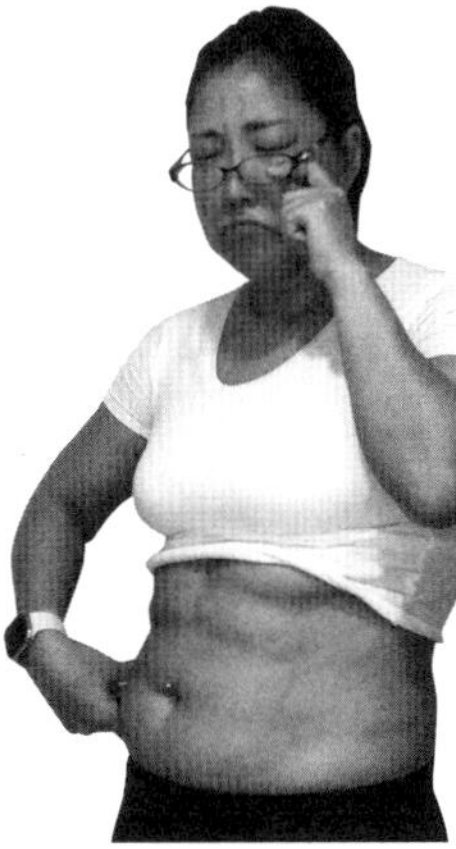

からだのラインがすっきり

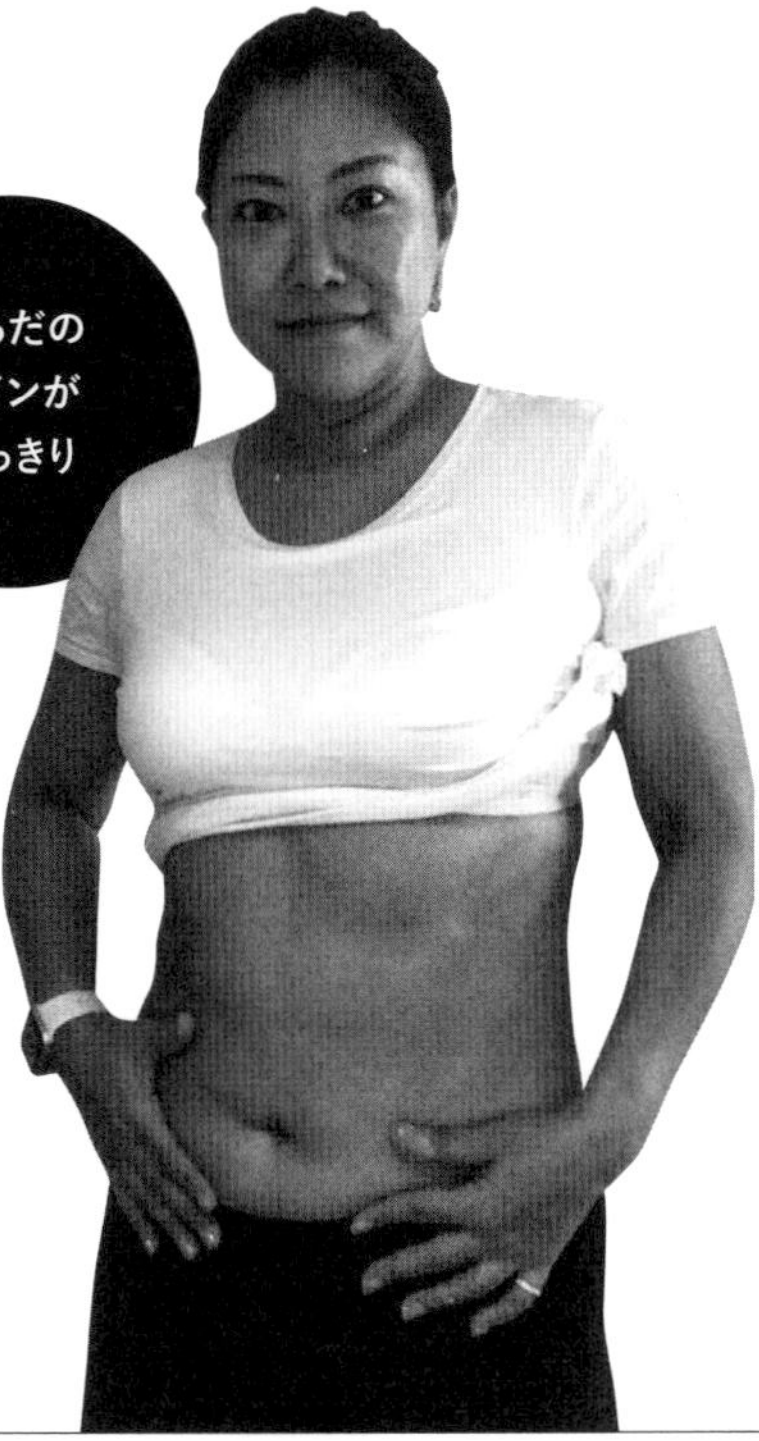

LからMにサイズダウン！

「運動をしても痩せず、鏡を見るたびに悲しい気持ちになっていました。性格もネガティブなほうで引っ込み思案でした。痩せたら自信がついて性格まで前向きに。周囲の見る目まで変わってうれしい！」

上田武史さん（本名・55歳）

1か月半で8キロ減！

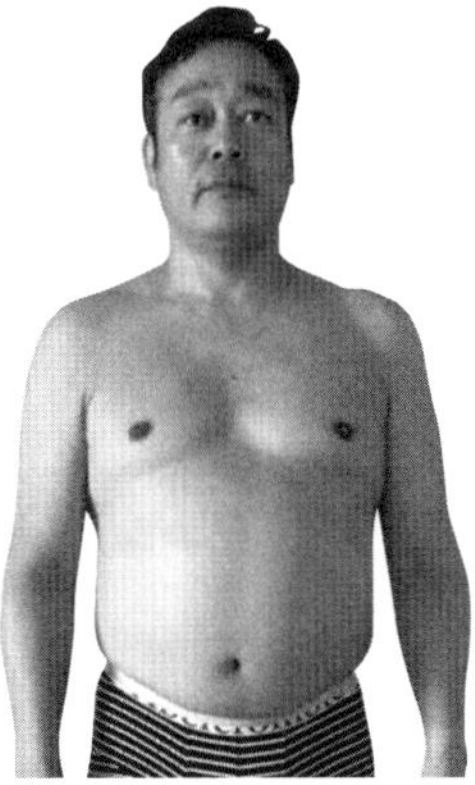

シャープな印象のビジュアルに変化

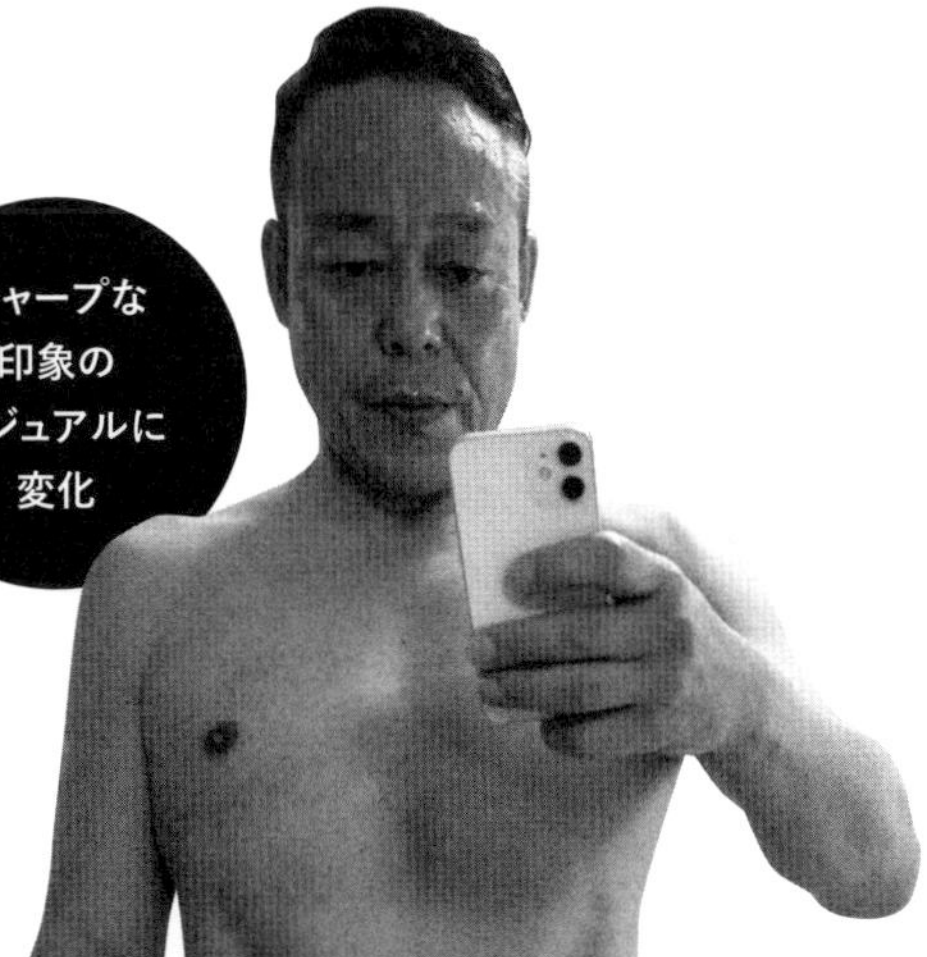

メタボ体型にさらば！

「からだが重く、体力がないと感じていた以前の自分。健康診断の数値も見て見ないフリをしていました。ところが、減量をしたら数値が改善。からだが軽くなり、ゴルフも楽しい。仕事の効率もUPしました」

目次

第1章
ようこそ！ザ・ラストダイエットへ

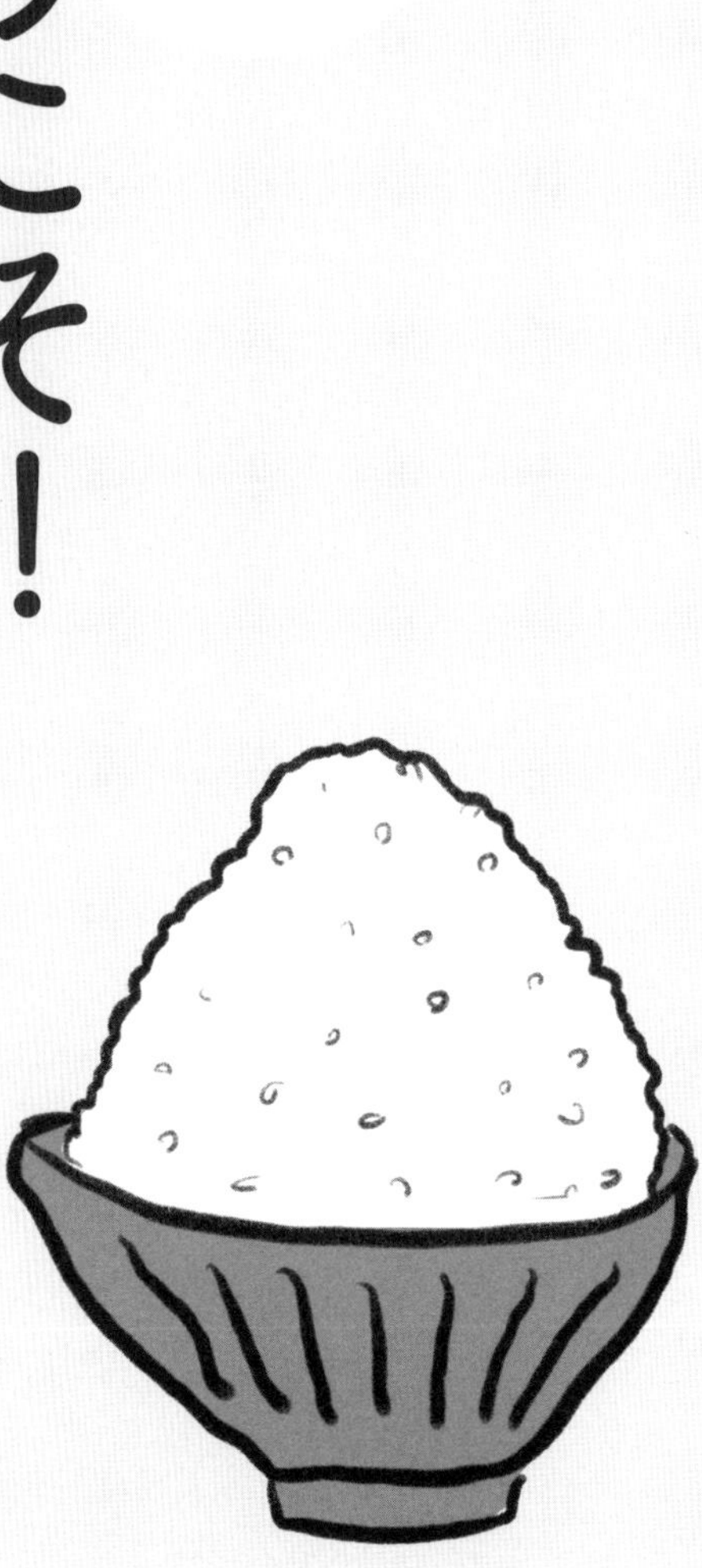

ザ・ラストダイエットは

白いごはんをしっかり食べる！

お米は太る！　と決めてかかってはいませんか？　その間違った思い込みは、今日から捨て去ってください。

ここ数年、流行する多くのダイエットでは、やみくもに「糖質は敵」「炭水化物禁物」などと説いていますが、白いごはんを正しく食べる習慣をつけると、多くの人が痩せていきます。

ごはんは、腹持ちがよいだけでなく、じゅうぶんな糖質を摂取することで脳に栄養が行き届き、よけいな間食を欲しがる欲求から解放されるのです。

しかも、ごはんは栄養豊富な食品です。ビタミンB、食物繊維のほか、亜鉛、マグネシウム、カルシウム、鉄、さらにはたんぱく質まで含んでいます。

おまけに消化がよいため、消化器官に負担がかかりにくく、代謝が上がって、太りにくい体質を手に入れることもできます。

はじめの2週間で食生活をきちんと見直し、体質改善の土台ができれば、自然とよぶんな贅肉は落ちていきます。

さあ、今こそ、白いごはんの魔法を信じましょう。

白米ダイエットは、こんなにワンダフル!

❶ 痩せる(※)
❷ 栄養をしっかりとれる
❸ 代謝が上がる
❹ 満腹感を得られる
❺ ムダな間食がなくなる
❻ リバウンドしない
❼ 簡単に続けられる
❽ お財布にやさしい
❾ 肌がきれいになる
❿ ぐっすり眠れる…ほか

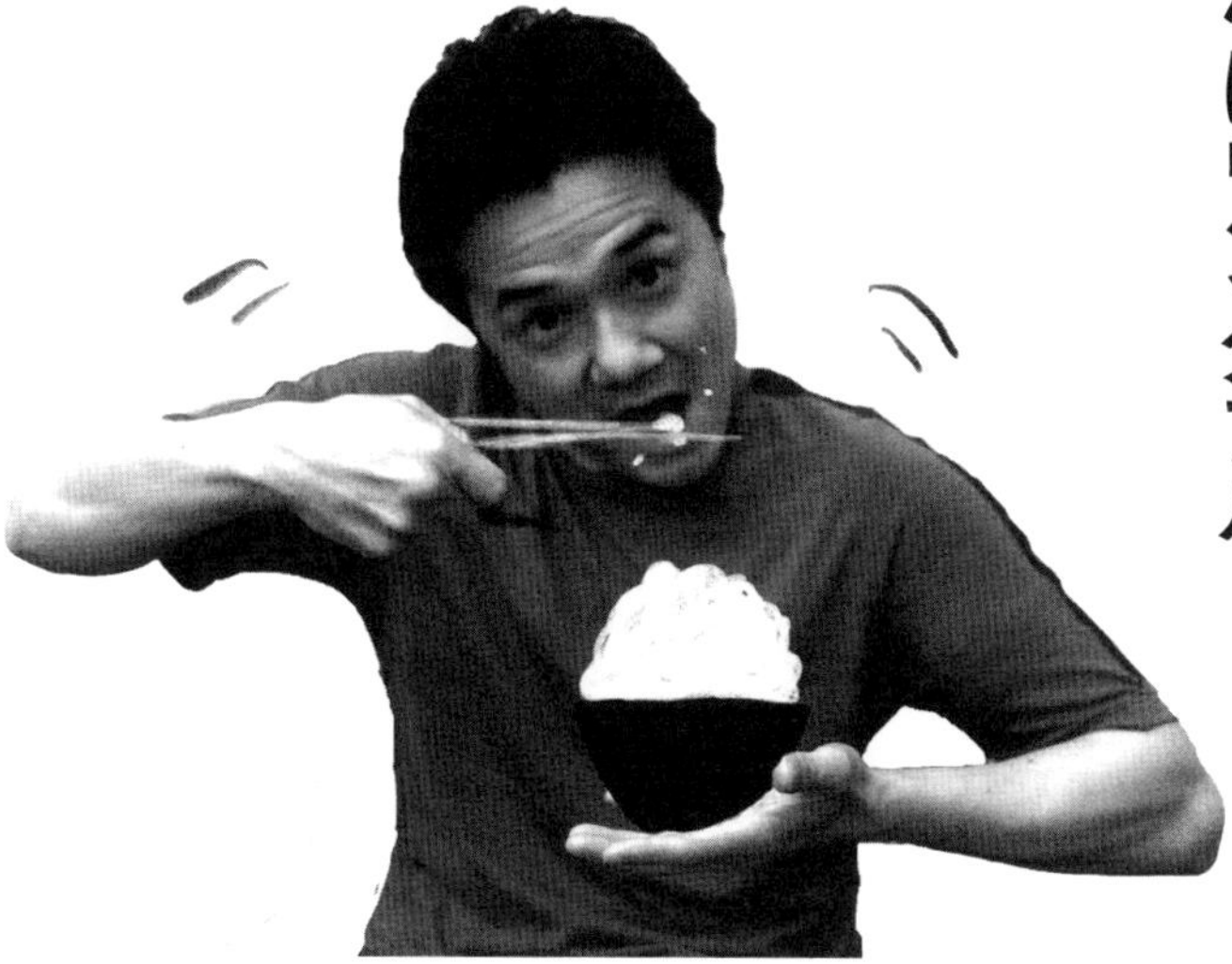

※木村式オンラインダイエットに参加した人の93.5%が1か月でマイナス3キロを実現しています。例外は、途中で私的な理由からリタイヤしてしまった人だけです。

炭水化物
55.7g
からだを動かすための
パワーの源となる

たんぱく質
3.8g
血や肉、細胞など、
からだの基本をつくる

食物繊維
2.25g
お腹の調子を整え、
病気を予防する

亜鉛
0.9mg
さまざまな酵素を
活性化させる

マグネシウム
11mg
骨や歯の発育・強化を
促進する

ごはん1杯 150g （234kcal） に含まれる栄養

鉄
0.2mg
からだのすみずみまで
酸素を運ぶ

カルシウム
5mg
丈夫な歯や骨をつくる

ビタミンB2
0.02mg
からだの調子を整え、
美肌をつくる

ビタミンB1
0.03mg
疲れたからだを
元気にする

脂質
0.5g
効率のよいエネルギー源で、
からだの細胞をつくる

文部科学省「八訂日本食品標準成分表」より

ザ・ラストダイエットは

ごはんとおかずを、6対4に！

食事のメインは、おかずではなく、ごはんです。

1食の割合のうち「炭水化物＝50〜65％」は、厚生労働省も推奨している栄養配分です。食べ過ぎず、食べなさ過ぎず、からだに必要なぶんだけ栄養をとるための「ゴールデンバランス」が、ごはん6対おかず4という割合なのです。

おかずには、ダイエットの敵となる塩分や脂質が多く、たくさん食べると胃腸の消化によけいな負担もかかります。おかずを多くとる食事が太りやすくなるのは、このためです。

おかずの量を全体の4割程度にする。「カロリーの中身」に気をつければ、太る心配はありません。

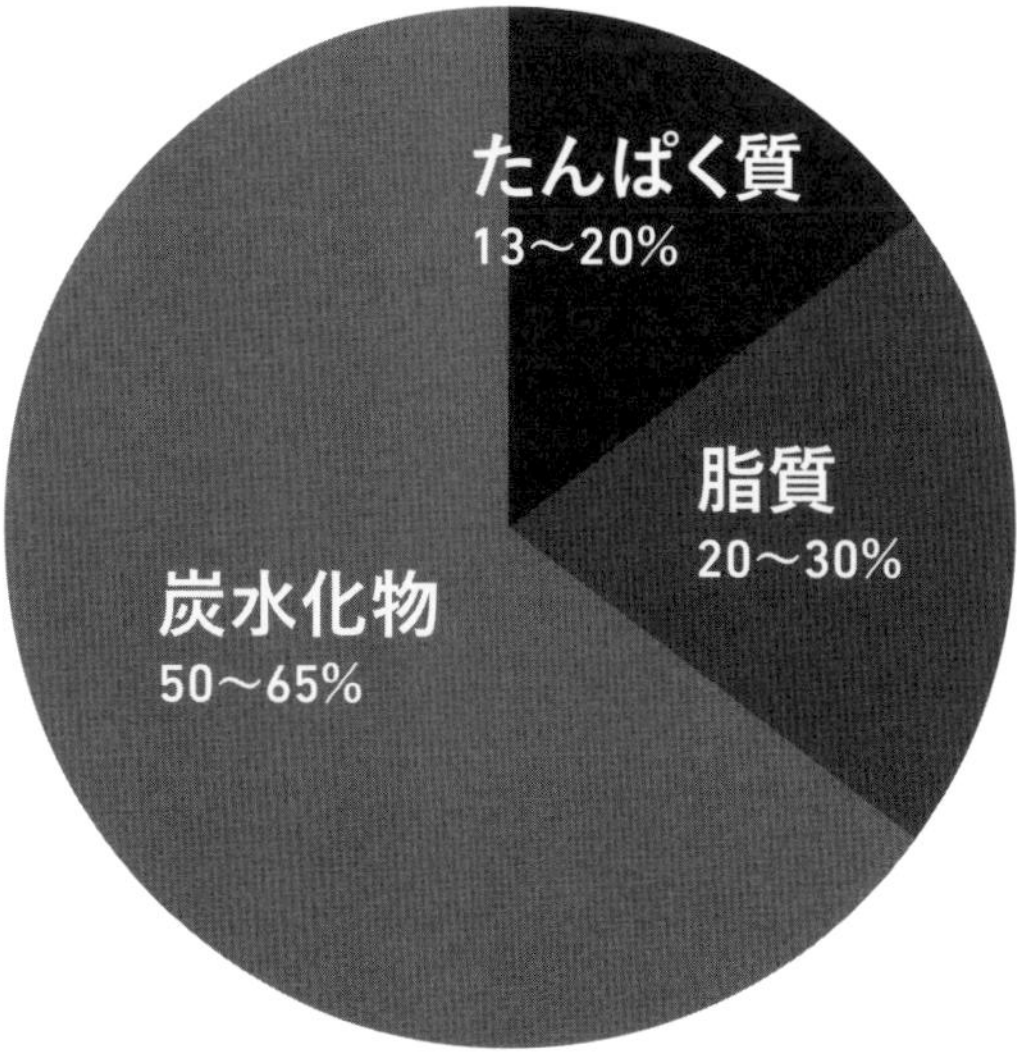

18〜49歳までの男女
厚生労働省「日本人の食事摂取基準（2020年版）」より

ザ・ラストダイエットは

多品目をとらなくてよい

栄養をとるために、おかずをたくさん食べようとがんばる人は多いですね。でも、実はからだは、そこまで多くのおかずを求めていません。1食につき1品あればじゅうぶん。

ザ・ラストダイエットでは、「一汁一菜」を基本とします。白いごはんのお供には、野菜をたっぷり入れた具だくさんのみそ汁と片手のひらに乗るくらいの分量のたんぱく質を食べるのが、ちょうどいいバランス。

たんぱく質は、1食につき1種類にすることも重要です。牛肉なら牛肉だけ、豚肉なら豚肉だけ、魚なら魚だけにすることです。かぶってよいのは、卵や豆腐くらい（P68で詳しく説明します）。

肉や魚介などの動物性たんぱく質は、3食のうち1食だけでもかまいません。

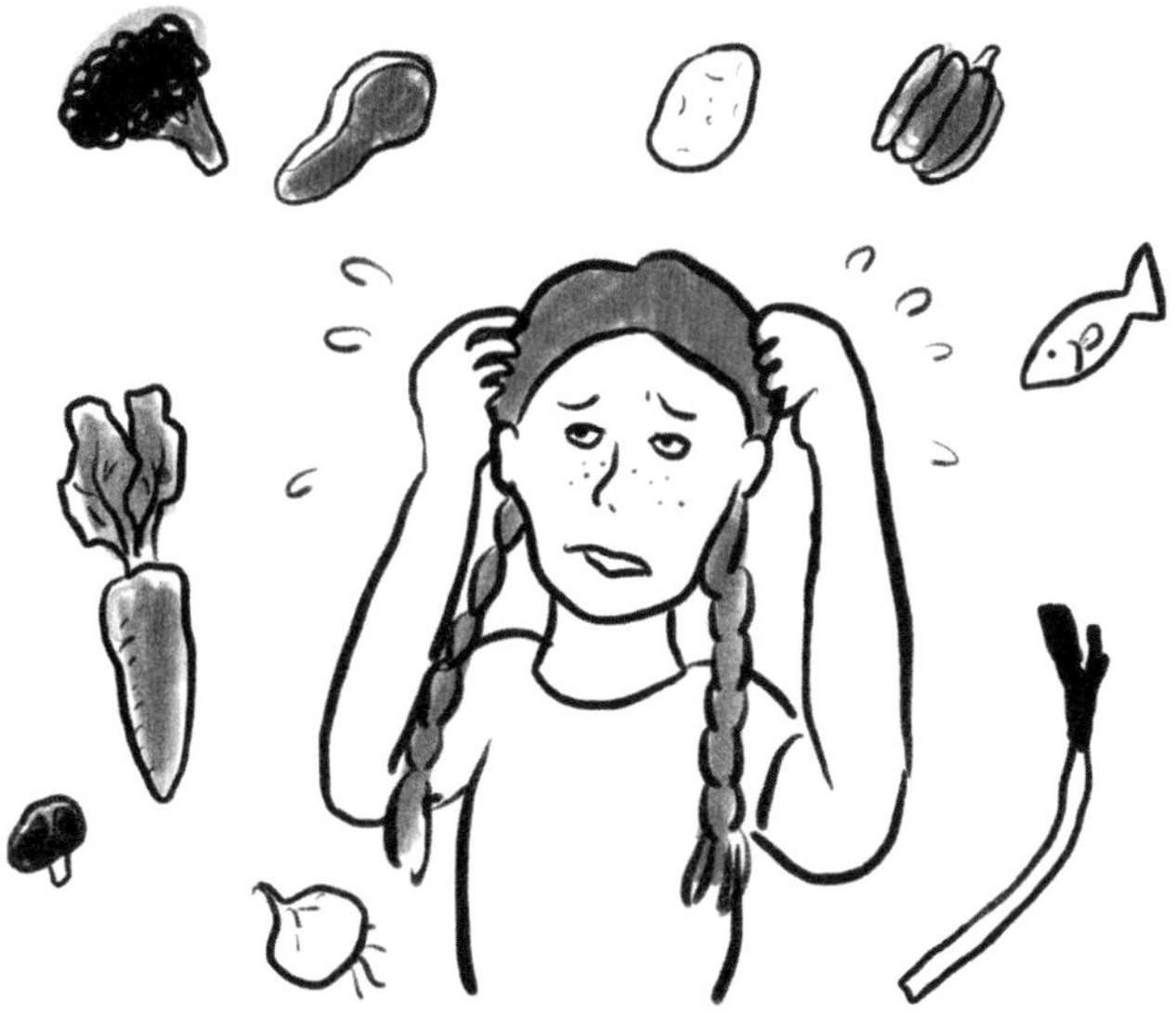

一汁一菜のここが素晴らしい！

❶胃腸にやさしい

ふだんより1品減らすだけで、胃腸の負担は軽減します。

❷太らない

おかずのとり過ぎは肥満のもと。一汁一菜なら食べ過ぎない＝太りません。

❸みそ汁でお腹の調子を整える

一汁にはみそ汁がおすすめ。発酵食品であるみそは整腸や美肌にも効果大。

❹料理が時短になる

料理の手間と時間がミニマルに。献立に頭を悩ませることも少なくなります。

❺節約になる

肉や魚は高くつきやすい食材。買い出しの合計金額に違いが出ます。

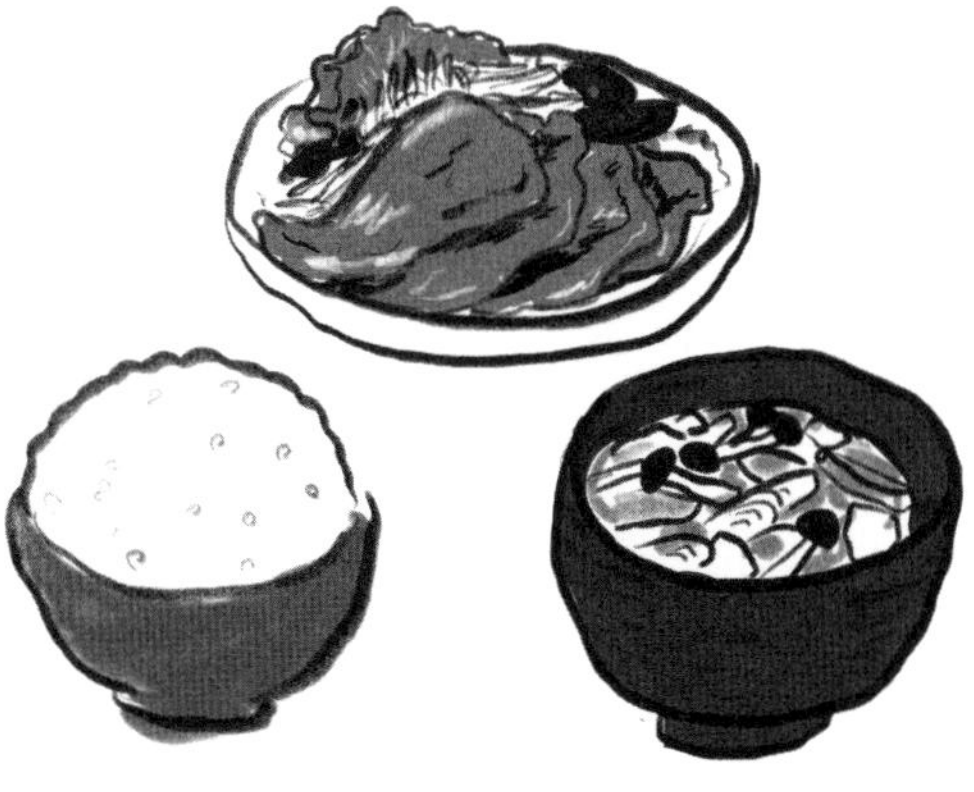

ザ・ラストダイエットは

水を1日2リットル以上飲む！

お水、飲んでいますか？　お水を飲む習慣がない人もいるようですが、ぼくのダイエットでは、必ず1日2リットル超の水を飲むようにします。

水には、体内に溜まった塩分、老廃物や毒素を洗い流す作用があります。

水を飲む習慣をつけると、汗をかきやすくなり、お通じもよくなります。

お水は、痩せるために欠かせない大事な役割をいくつも果たしてくれる、ダイエッターの強い味方なのです。飲みなれない人にとって、水を飲むことは、はじめのうち大変かもしれません。でも、木村式のやり方でだんだんコツをつかんで習慣化してしまえば、案外簡単にできるようになります（詳しくはＰ50参照）。

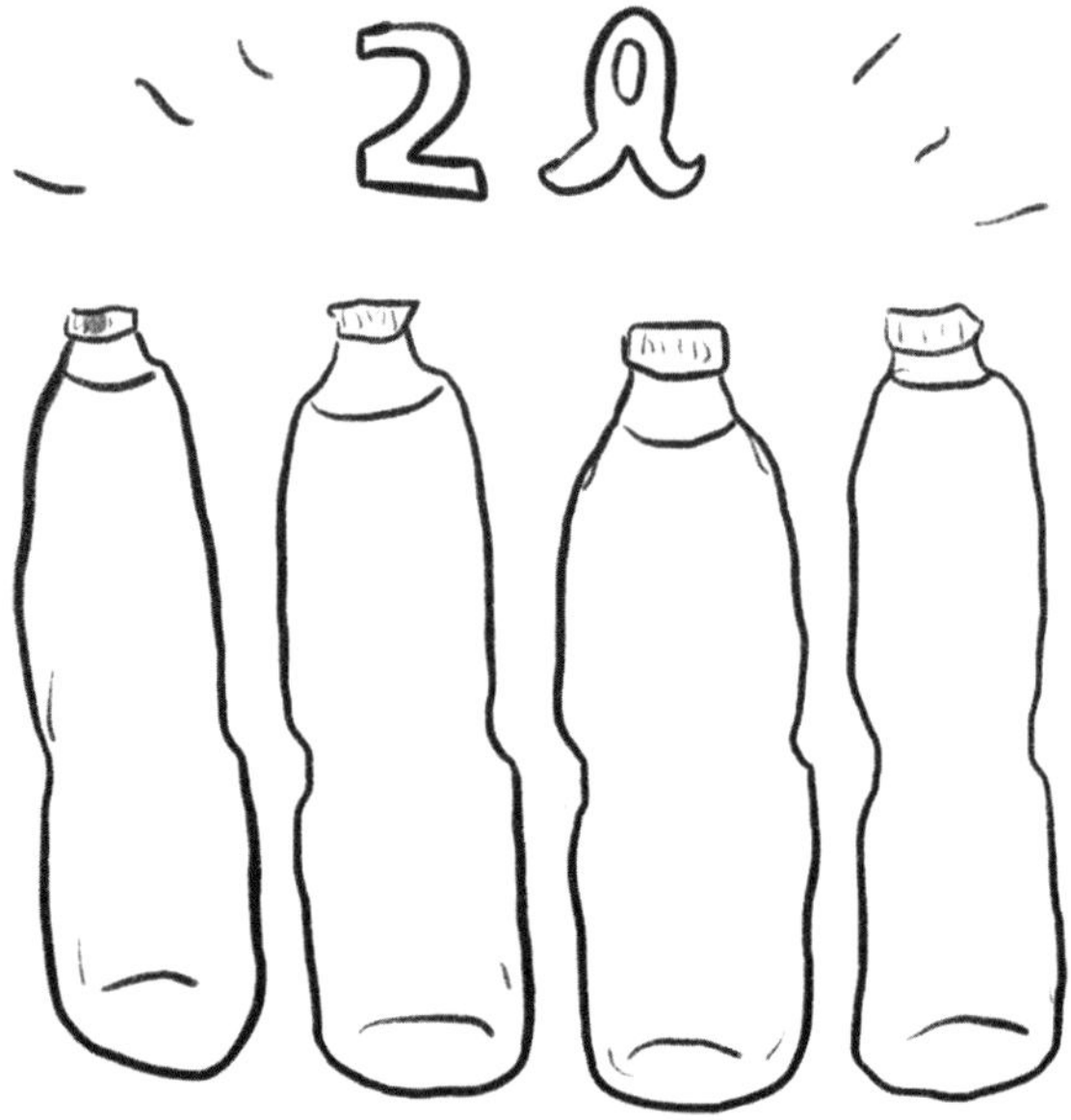

水を飲むとこんなにきれいになる

❶ 塩分や老廃物を洗い流す
外食や会食は塩分過多になりがち。よく水を飲んで、体内バランスを整えましょう。

❷ 冷え性を改善してくれる
冷え性の原因のひとつは血液循環が悪くなること。水で血流を促しましょう。

❸ お通じがよくなる
硬くなってしまった便が水分を含み、スルンと腸内を移動してくれます。

❹ 汗をかきやすくなる（よぶんな水分を排出する）
からだにいい汗が出ます。よく水を飲む人の汗は、においがなくサラサラ。

❺ 食欲を抑えてくれる
食後ではなく、食前に1杯の水を飲むことを毎日の習慣にしましょう。

❻ 肌がきれいになる
水分不足は、乾燥肌の原因になることも。白米とお水で、目指せ！　もち肌。

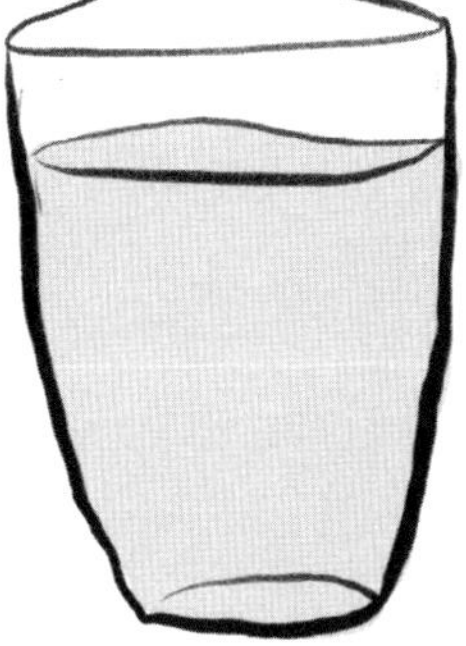

※基礎疾患のある方は医師に相談しましょう。

ザ・ラストダイエットは

ふたつの敵＝塩分と脂質のとり過ぎに注意する

塩分と脂質をとり過ぎたときのデメリット

❶ **むくみやすくなる** 塩分濃度が高くなると、からだが水分を溜め込んでむくみの原因となります。

❷ **代謝が下がる** 体内によぶんな塩分や脂質が溜まると代謝が下がります。

❸ **胃の動きが鈍くなる** 脂質の消化に時間がかかり、胃に停滞することで消化機能はますます低下。

❹ **脂肪を溜め込もうとする** 脂質をとり過ぎるとエネルギー消費が間に合わず、脂肪となって体内に。

❺ **食欲が増してしまう** 消化液の分泌が活発になり、食欲が増すという負のループを呼びます。

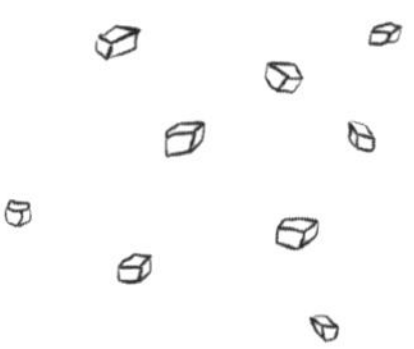

日ごろから薄味を意識する

塩分のとり過ぎは、いいことがありません。**からだが水分を溜め込んでむくみやすくなり、脂肪まで溜め込むことになります。**

脂質は、ある程度はからだに必要ですが、とり過ぎると脂肪に変わります。ソースがたっぷりかかったハンバーグや、濃いめの味がついたフライドチキンなどは、塩分と脂質の両方ともに多い食品の代表選手。一気に体重が増える原因となることを知りましょう。

1日に必要な塩分は、体重により個体差はありますが、女性で9.3g、男性で11gくらい。

参考までに、納豆についたタレとからしを全部使うと、塩分は1g程度になります。1日にとる塩分量のおよそ10分の1です。タレを少なめに使うなど、日常生活で薄味を意識するだけで、あなたが摂取する塩分は確実に減っていきます。

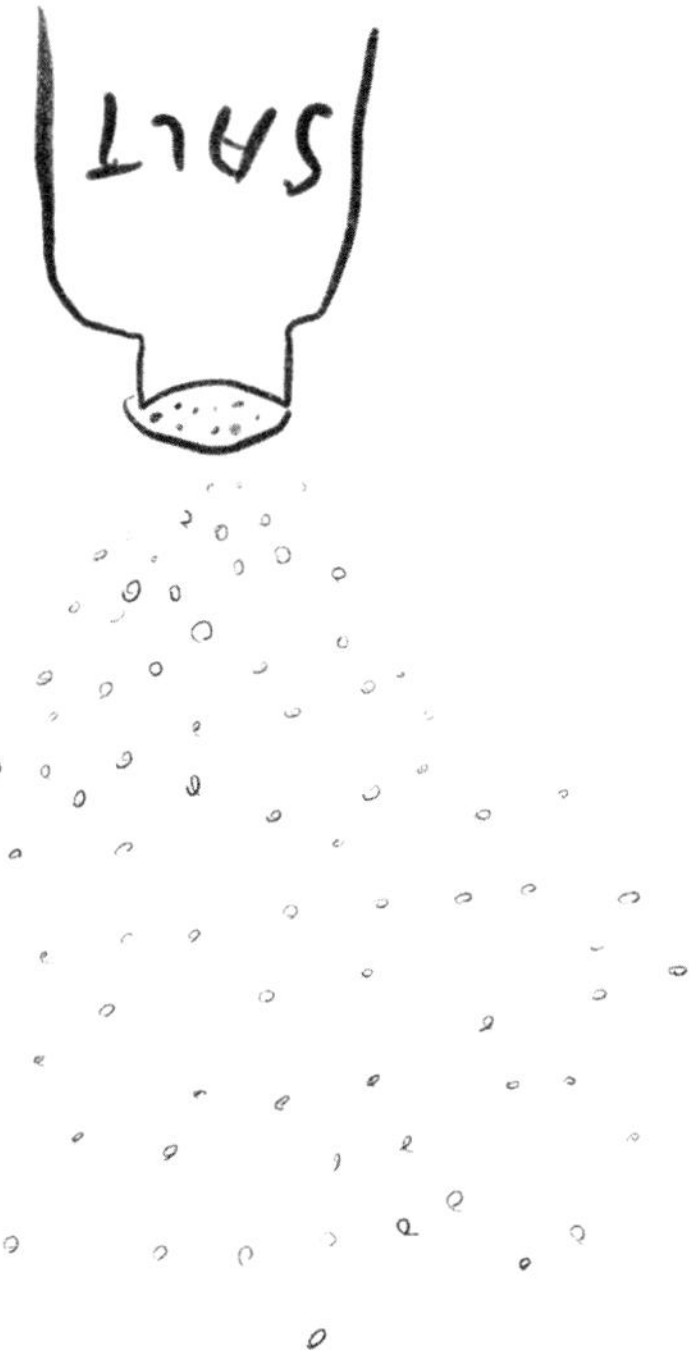

ザ・ラストダイエットは

基礎代謝を下げないようにする

食べ過ぎ、飲み過ぎ、睡眠不足など、「やり過ぎ」が続くと、からだの代謝はどんどん下がってしまいます。でも、心配はいりません。「やり過ぎ」の習慣を改め、からだを本来あるべき姿に戻していけば、基礎代謝は、おのずと上がっていきます。

食事、休養、軽い運動のバランスを大切にしながら、規則正しい生活習慣を身に付けましょう。**お米中心の食事を続けていると、心もからだも整っていきますよ。**

基礎代謝を下げる主な要因

❶ **食べ過ぎ** 消化吸収が間に合いません。

❷ **食べなさ過ぎ** 炭水化物が足りないとからだが省エネモードに。

❸ **不規則な食習慣** 空腹によるドカ食いなども太る原因に。

❹ **偏食** ビタミン不足に陥り、エネルギーを消費できません。

❺ **お酒の飲み過ぎ** アルコールの分解にエネルギーを消費してしまいます。

❻ **コーヒーなど嗜好品のとり過ぎ** 安眠を妨げます。

❼ **食品添加物のとり過ぎ** 必要な栄養素の吸収を妨げます。

❽ **運動のし過ぎ** 疲労が溜まると代謝低下の原因に。

❾ **睡眠不足** 休養は代謝に欠かせない大事な要素です。

❿ **ストレス** 自律神経の乱れが代謝を下げます。

ザ・ラストダイエットは

脳の食欲と胃腸の食欲の違いを意識する

甘いものやコーヒー、お酒などの嗜好品を求めてしまうのは「脳の食欲」のせいかもしれません。

脳の食欲とは「脳が」食べたいというサインを出すこと。ストレスなどが誘因となり、本来はからだに必要ないものまで飲み食いしたくなるのが特徴です。

いっぽう、胃腸の食欲とは「からだが」本当に食べ物を求めている状態です。お腹がグ～ッ！　と鳴るのは、胃腸が食べ物を欲しがっている証拠。

ザ・ラストダイエットでは、自分の胃腸の状態を察知し、胃腸の食欲によって食事をとる習慣を身に付けることを推奨しています。

本当にお腹が空いてからごはんを食べる。 これによって食べ過ぎを防ぎ、太りにくいからだを獲得するのです。

野生動物を見てみてください。彼らは、胃腸の食欲に忠実に食べるから、肥満とは無縁な体型をしているでしょう？

1か月を過ぎるころには、胃腸の状態に合わせて、食事の量や時間まで、ある程度コントロールできるようになっているはずです。

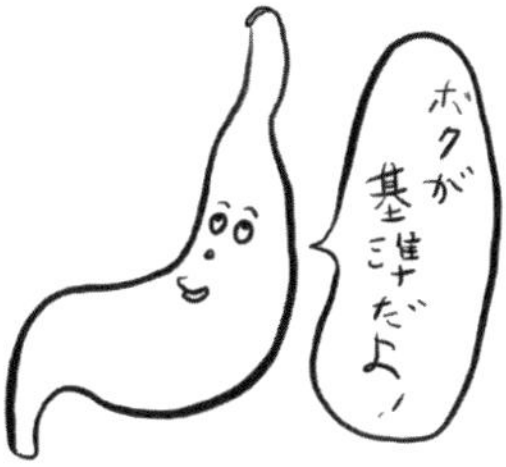

ザ・ラストダイエットは

ダイエットの全体像を把握しておく

1か月後の目標体重は、マイナス4キロ！　はじめの2週間は食生活の改善を徹底して、自分のからだを痩せやすい体質に変えることに専念します。

体重が落ちやすくなるのは、3週目あたりから。体重計に乗るのも楽しくなってくるでしょう。自分の痩せるリズムを知って、常に目標体重を意識して過ごすことが肝要です。

1か月がたつころには、体重計が目標値を指しているはず。

そうです、やれば、できた！　のです。愛らしい自分をしっかり褒めてあげてください。

体質改善と食生活の習慣を獲得できれば、1か月を過ぎてからもこのダイエット・メソッドを続けてみるのもいいでしょう。2か月で5〜8キロ、3か月で10〜12キロ程度まで体重は落ちていきます。

最終的には、体重を自分で自在にコントロールできる「第3ステージ＝安定」を目指します。ちなみに、ぼくのオンラインダイエットでは、1か月目から軽い運動も取り入れて、美しいボディメイクも実現しています。

誰もが「必ず痩せられる！」というポジティブな「痩せメンタル」で、食べながらにして一生太らないからだを手に入れる。これが、ザ・ラストダイエットの凄さ、素晴らしさです。

木村式ダイエット・プログラム

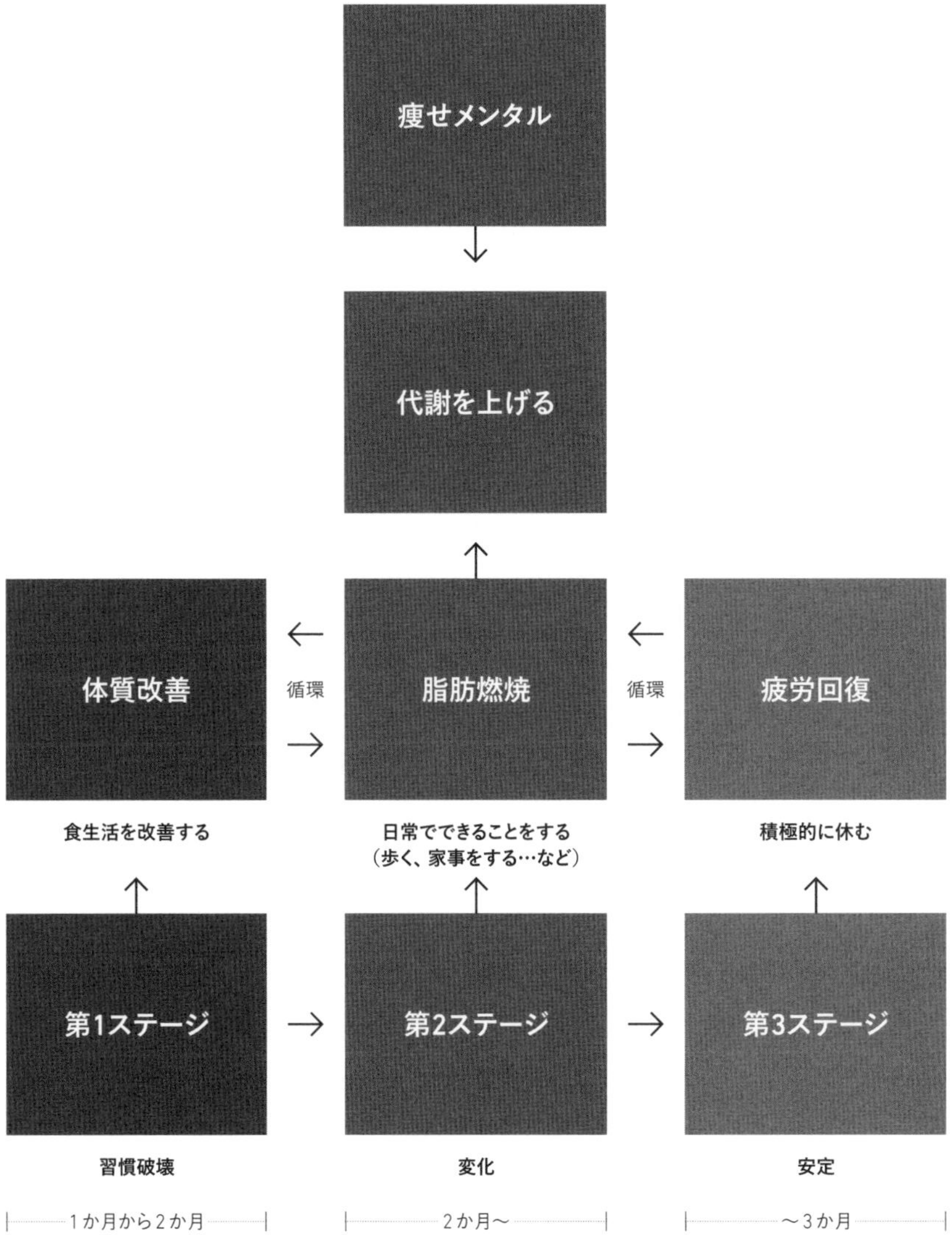

ザ・ラストダイエットは

「絶対に痩せる」誓いを立てる！

自分とのコンタクト・シートをつくろう
ザ・ラストダイエットの10か条

各項目をよく読んで、理解してから、自分が約束できることにチェックを入れてください。

誓いが立てられたら、約束の証として署名します。

1か月間、自分との約束を守れれば、あなたは必ず痩せます。

- ☐ 白米を1日2食以上食べる
- ☐ 水を1日2リットル以上飲む
- ☐ 「ごはん6」対「おかず4」の割合を守る（おかずは多ければ残す）
- ☐ パンや麺類など、小麦食品をなるべく避ける
- ☐ たんぱく質は、1食1種類とする（肉や魚）
- ☐ 食事は15分以上かけて、よく噛んで食べる
- ☐ 1日1回はお腹をグ〜ッと鳴らす
- ☐ 薄味を心がけて塩分量を抑える
- ☐ アルコールを飲み過ぎない
- ☐ スイーツを食べ過ぎない

私はこの約束を必ず守り抜いて、
最後までザ・ラストダイエットをやり遂げることを誓います。

署名 ______________________________ 印

第2章

［食生活改善期］

まず、正しい食習慣を身に付ける

ダイエット1日目〜7日目

1日目

MONDAY

体重を計って記録する

ザ・ラストダイエットは、**まず自分の体重を知ることからスタートします。**月曜日から日曜日までの1週間をひとつのピリオドと区切って、それぞれに目標も掲げます。

各ピリオドの終わりに土日を置くことで、月~金で食べ過ぎたり、甘いものをとったりした場合でも、この2日間でじょうずにやりくりすることができるわけです。

土日に1週間を振り返り、体重や目標をチェック、気持ちをリセットしてから新たなステップへ進むようにしましょう。

さあ、ダイエット初日の月曜日、朝起きてトイレを済ませたら、服を着ないで体重を計ります（誤差を出さないため）。

これを、左ページに記録しましょう。自分の手で実際に数字を書き、体重を意識することで、結果に大きく違いが出ますから、必ず書き込むようにしましょう。

帰宅して、就寝前にもう1度計測、記録します。1日2回、計測と記録を忘れないでください。

はじめの2週間は、食生活の改善期。この期間に体重が落ちなくても、落ち込むことはありません。それよりも、正しい食習慣を身に付けることが肝要です。

左ページの表には、食事した時刻やメニュー、お通じの回数なども書き込みます。もし、これまでに失敗したダイエットの体験や原因、悩みなどがあれば、それも書いてください。

気持ちがくじけそうになったとき、このページに戻って「今回のダイエットで絶対に痩せる！」と自分を奮い立たせることも、モチベーションの持続につながります。

［体重の計り方］
「朝起きてトイレを済ませてすぐ」と「就寝前」に、2回計って、記録します。体重は毎日、服を着ないで、同じタイミングで計測しましょう。

月　　日　　月曜日

体重

朝　　　　　　　　　　　　　　　　　　kg

夜　　　　　　　　　　　　　　　　　　kg

食事

	時刻	主なメニュー
朝ごはん	時　分	
昼ごはん	時　分	
間食	時　分	
夜ごはん	時　分	

お通じ

回

悩み

ダイエットの悩み

[具体例]
三日坊主で続かなかった。
お腹が空き過ぎてあきらめた。
リンゴばかり食べるのがムリだった。
いったんは体重が減ったけど、リバウンドして太った、など。

2日目

1日に食べられるごはんの量は？

TUESDAY

「1日に4杯以上（1杯＝150g）ごはんを食べてもよい」と言ったら、驚きますか？　ザ・ラストダイエットは、こんなにたくさんお米を食べても大丈夫なんです。

ごはんとおかずの「黄金比率＝6対4」を、1日の摂取カロリーに当てはめてみると、1日に食べられるお米の量は、男性は2合半、女性では2合程度に相当することがわかります。

この目安量は、もちろん、性別、年齢、運動量によって上下します。

左下のQRコードからぼくのLINEアカウント「木村式オンラインダイエット」にアクセスしてみてください。トップページの「ダイエット診断」をタップして、「お米診断」へ飛び、簡単な質問に答えるだけで、**あなたが1日に食べてよいごはんの量が一目瞭然でわかります。**「解説ページ」をタップすると、詳しい診断結果の解説も載っています。ぜひ、ご活用ください。

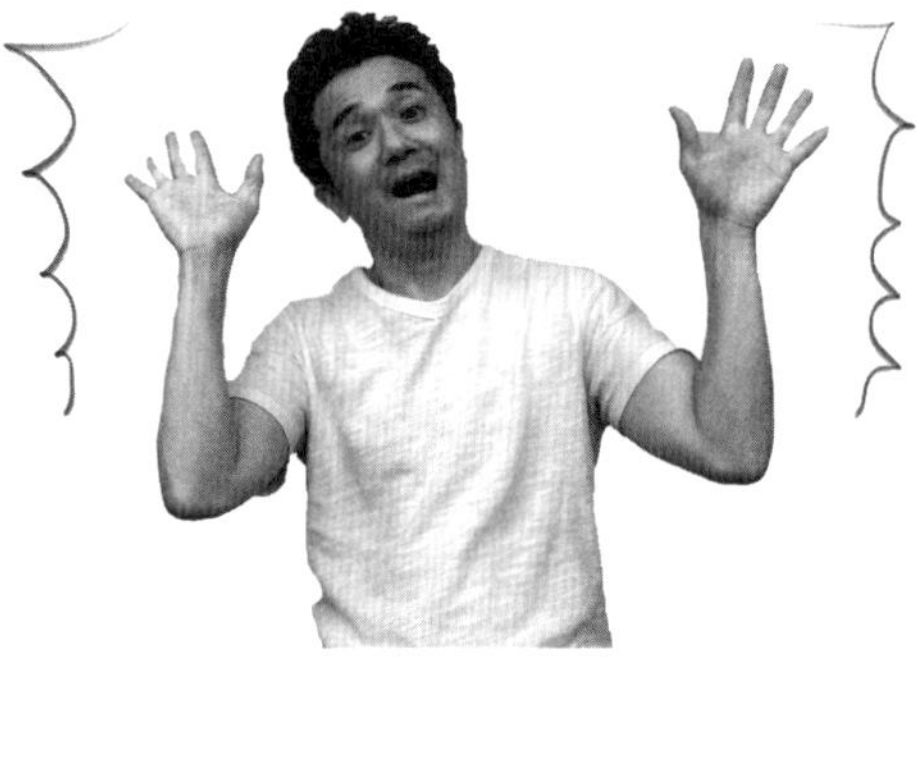

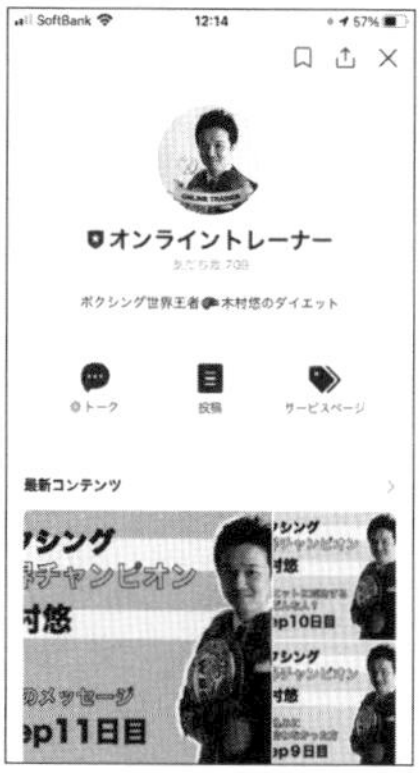

自分に合ったお米の量がわかる！
お米診断

LINE で「木村式オンラインダイエット」を友だち追加して、画面のメニューから「ダイエット診断」をタップ。表示された「お米診断」に進むと、トーク画面で診断がスタート。

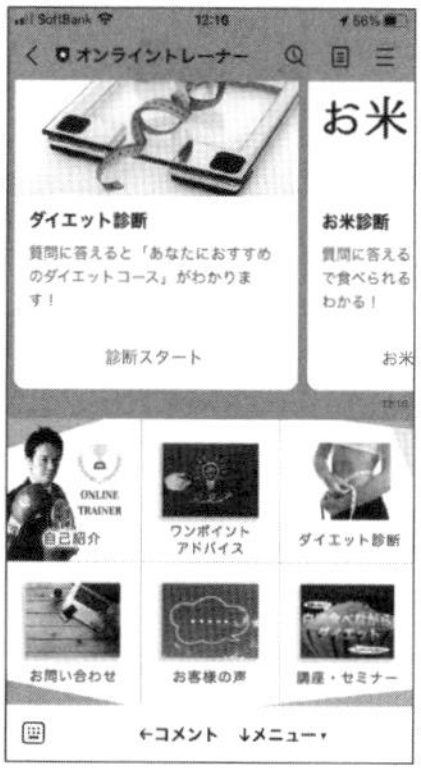

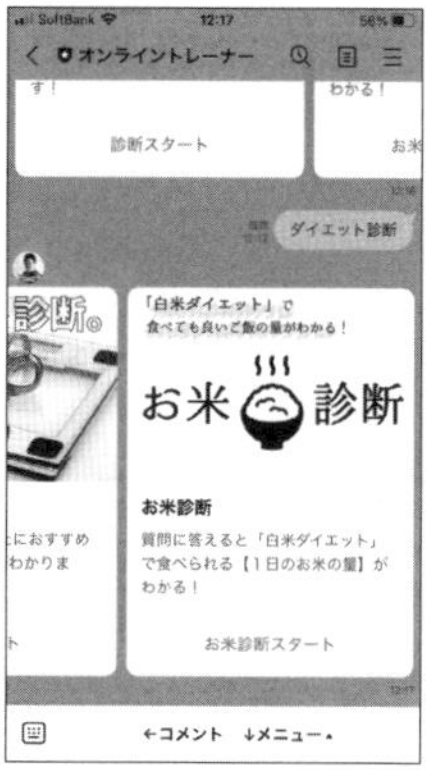

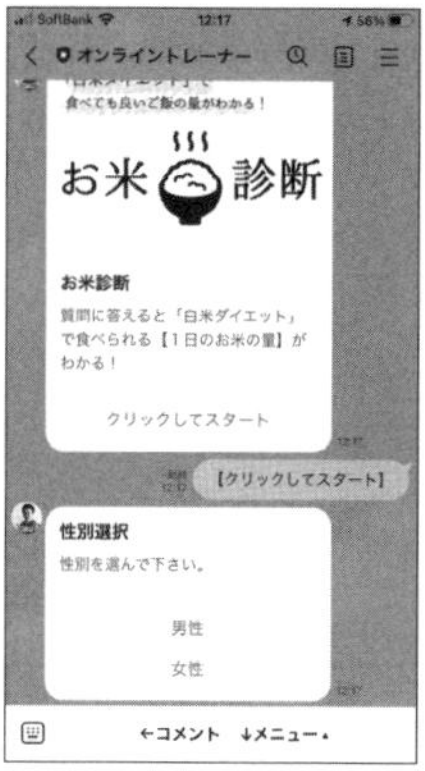

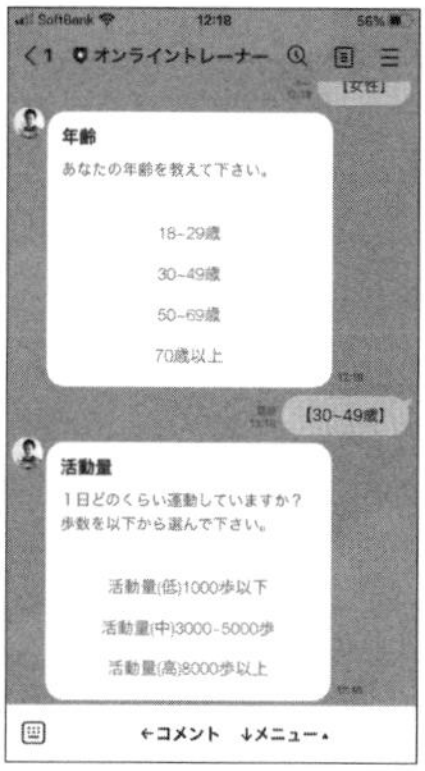

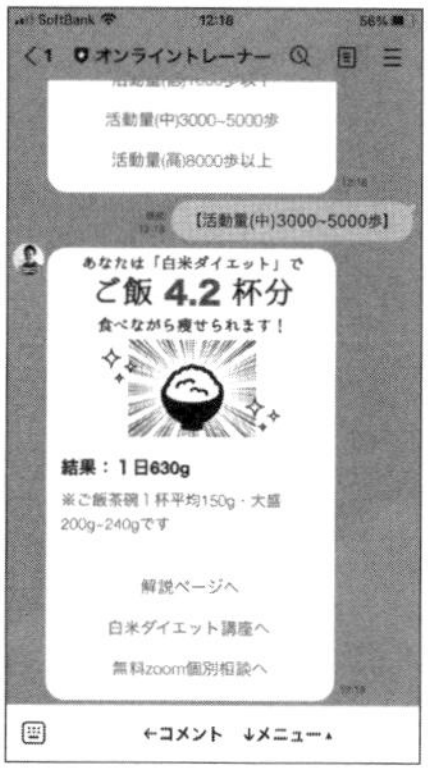

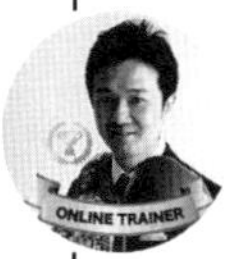

木村式
オンライン
ダイエット

上記のQRコードを読み込むとダウンロードページに飛びます。

※LINEの画面は以前のものです。現在は名称が「木村式オンラインダイエット」に変更されています。

体重記入欄	朝起きてすぐ	kg	就寝前	kg

3日目

WEDNESDAY

朝は「浄化」を意識する

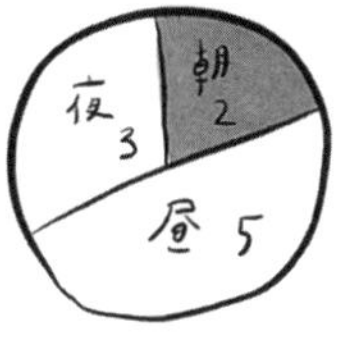

朝ごはんは、
1日の食事量のうち、
2／10を目安に！

ザ・ラストダイエットは、朝と昼をしっかり食べ、夜は軽めにして休む、というルーティーンが基本となります。

夜の食事を少なめに抑えて、朝、お腹が空いた状態で目覚めるのが理想です。お腹が空いちゃって目が覚めた！ こんな「小学生みたいなお目覚め」がグッドなのです。

空っぽになった胃腸にまずは水を入れて、体内にたまった老廃物をからだの外へ排出します。**水を飲み、全身を循環する血液を洗って、からだをみずみずしく、きれいに浄化するイメージです。**ジュースや牛乳、お茶ではなく、あくまで、水、水を飲んでください。

朝ごはんを食べるのは、それから。ごはんとみそ汁に1品の組み合わせ、あるいは納豆ごはん（ごはんと納豆

❶まず水を飲む
寝ているうちに体内に溜まった老廃物を、起き抜けの1杯で洗い流します。

❷シンプルな食事をとる
バタバタすることも多い朝食はシンプルでOK。早食いはNG、よく噛んで。

❸胃腸を目覚めさせる
朝食を食べると胃腸も目覚めます。元気に1日のスタートを！

を別々にするのがベター）、温野菜、卵かけごはん（よく噛んで食べることが条件）やフルーツなど、シンプルな献立がよいですね。

朝は、からだを洗い、胃腸を目覚めさせ、これから始まる1日の仕事に備える時間です。

お腹が空かなければムリに食べる必要はありませんが、昼までにお腹が空き過ぎるのはよくありません。その日の食事のスケジュールを勘案して、軽めに食べておくほうがベターでしょう。

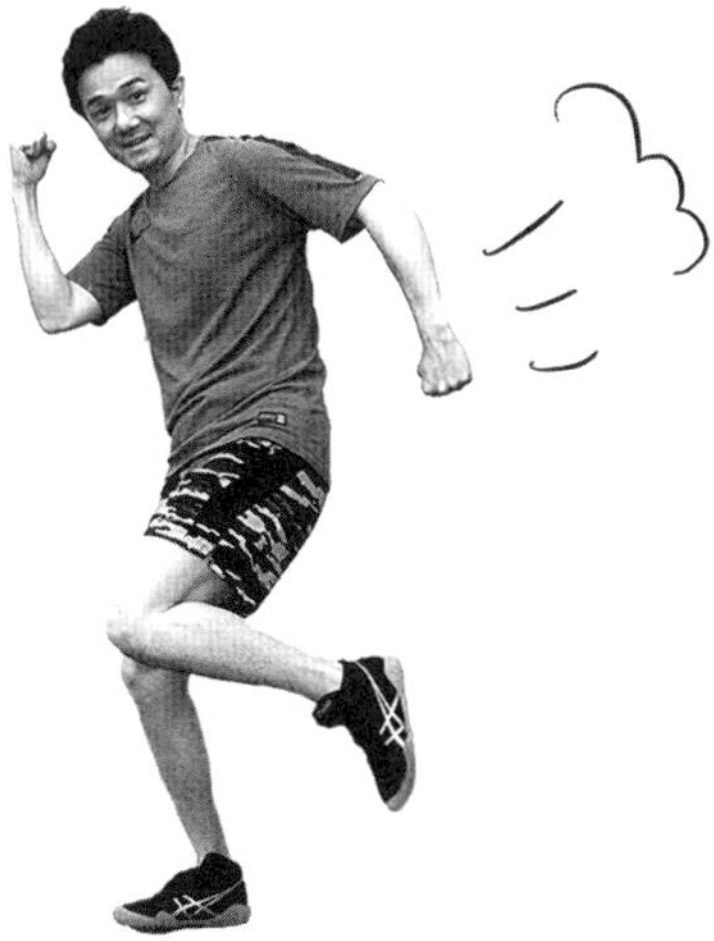

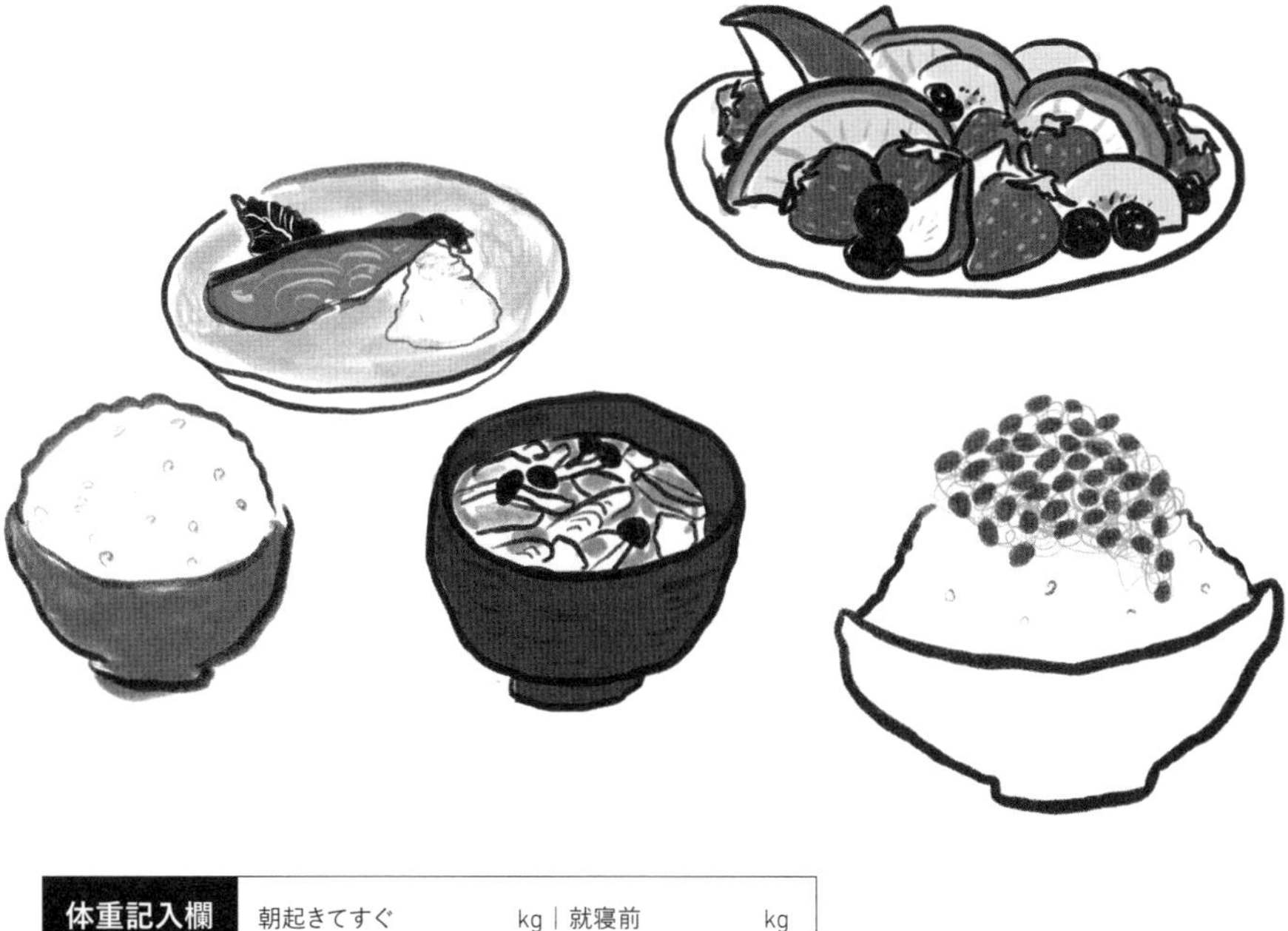

体重記入欄	朝起きてすぐ　kg	就寝前　kg

4
日目

昼は「しっかり」食べる

THURSDAY

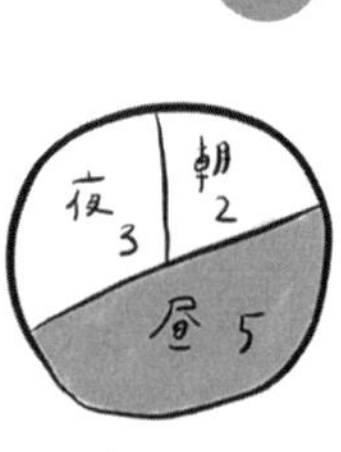

昼ごはんは
1日の食事量のうち、
5／10を目安に！

❶ 1日でいちばんたくさん食べる

食べてもエネルギーを消費しやすいため、しっかり栄養をとる習慣をつけます。

❷ ごはんをしっかりとる

1日に食べるごはんは、昼が多めになってもOK。おかずは増やし過ぎないように。

❸ 肉や魚などのたんぱく質もしっかり

メインディッシュは夜になりがちですが、昼に食べれば燃焼しやすい。

❹ レッツ！ 昼ごはん革命

多忙な朝や、家族や同僚と食べる夜と違い、昼は自分の裁量で食事を変えられますね。

脂肪が燃えやすい昼ごはんは、1日の食事のメインだと考えてください。**白いごはんのほか、肉や魚介のたんぱく質もしっかりとるようにしましょう。**

かさが多い外食だって、お腹が空いているなら、全部食べちゃって大丈夫。もし、残すゆとりがある人は、ごはんではなく、おかずを残すように。このときも「ごはん6対おかず4」の黄金比率を忘れないでください。

コンビニを使うのもありですが、選ぶ食品には注意してください。**食品添加物を多数使った食品は、その分解にエネルギーを消費してしまい、肝心の食べ物の消化が後回しになるため、太る原因となるからです。**

人気の高いレトルトパックのハンバーグやカレーライスなどの洋食も、要注意食品のひとつ。よく内容表示を

コンビニの推奨メニュー

Aパターン

パックのごはん

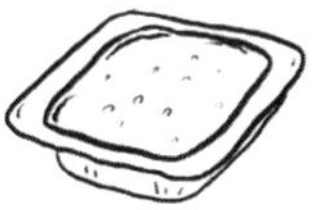

＋

フリーズドライのみそ汁
（&カット野菜をレンチンして入れると栄養アップ）

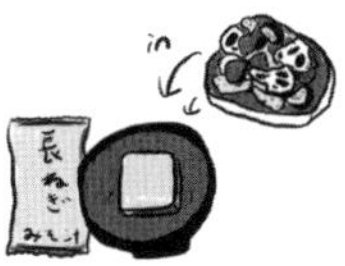

＋

魚の塩焼き　…など

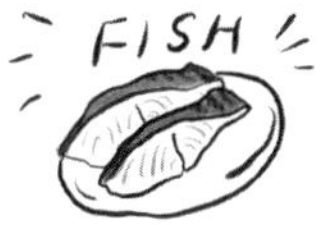

Bパターン

おにぎり2〜3個

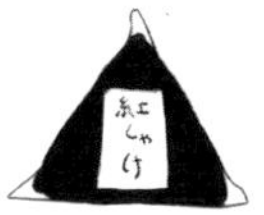

＋

フリーズドライのみそ汁
（&カット野菜をレンチンして入れると栄養アップ）

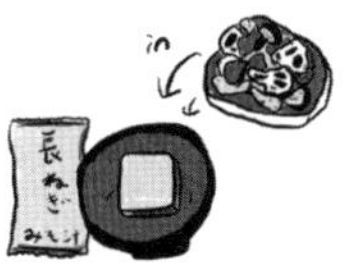

＋

サラダチキン　…など

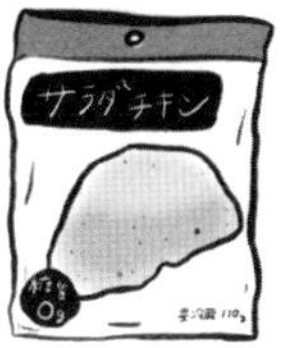

確かめて、添加物の少ない食品をセレクトすること。

パック詰めされた白いごはんをチン、それにサラダチキン、フリーズドライのおみそ汁なんて、ダイエット期間には最適なメニューです。

バタバタしがちな朝食や、家族優先、あるいは仕事のつきあいなどによって、自由度が低くなりがちな夕食に比べて、自分の都合で食べられるのが、昼ごはん。

ぜひ、ダイエット期間中は意識改革をして、白いごはんをメインに据えた「昼ごはん革命」を実践してください。

お弁当を買うなら

○	
	・シャケ弁当
	・幕の内弁当
	…などの和食系を

△	
	・洋食（ハンバーグ、カレー、パスタなど）や揚げ物（フライドチキンなど）は要注意

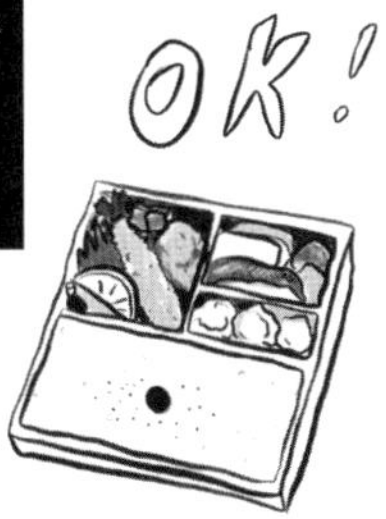

体重記入欄	朝起きてすぐ　　　kg	就寝前　　　kg

5
日目

間食をじょうずに活用する

❶ お腹が空いたら食べてもよい

食べるときに大事なのは、お腹が空いているかどうか。
胃腸の声に耳を傾けよう。

❷ 食間が長いと、食べ過ぎにつながる

食間を空けるとお腹が空きすぎて、
次の食事で食べ過ぎてしまいます。

❸ 食欲をコントロールする

食べ過ぎも、食べなさ過ぎもダメ。
間食でじょうずに食欲を調整しましょう。

❹ なんてったって、おにぎり！

間食はおやつではありません。
食べるなら栄養バランスのいいおにぎりを。

夕方になるころ、お腹が空きました。こんな人は、夕食までに間食をとってもかまいません。

夜ごはんが遅めの人は、ランチから間隔がずいぶん空いてしまいます。当然、お腹も減りますね。そのままガマンして夕飯の食卓に着けば、ついつい早食いになるし、食べ過ぎてしまいます。こんなとき、積極的に間食をとって、食欲をコントロールするのです。

活動量が多い日なのにランチが少なかったという人も、同様です。間食で食欲を安定させましょう。

じょうずな間食は、ダイエットの有効手段です。

さて、何を食べるのか？　ピンポン！　正解は、おにぎりですね。おにぎりはごはんのかたまり（笑）ですし、量がちょうどよく、持ち歩きにも向いています。

具材は、なるべくシンプルなものをチョイスしてくだ

おにぎりの具について

○	△
・梅干し	・ツナマヨネーズ
・サケ	・チャーハン
・昆布	・焼肉
・おかか	・唐揚げ
・たらこ	・オムライス…など
・明太子…など	

いつもポケットにおにぎり！

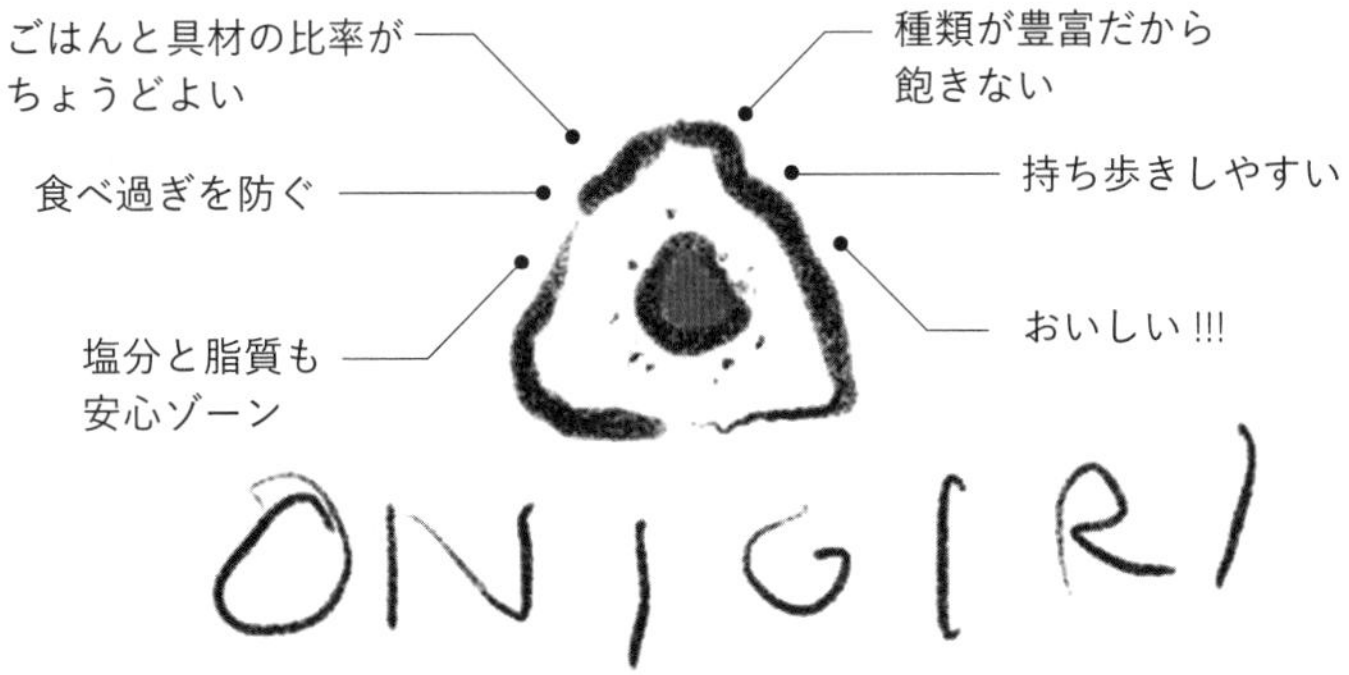

さい。梅干しやおかか、昆布など、昔ながらの「ニッポンのおにぎり」が、添加物が少なくて、間食にはベストなんです。

お腹が空いたら、おにぎりを食べる。簡単ですね。ひとつで足りなければ、ふたつ食べたって、おにぎりならＯＫですよ。

え？　時間に追われて、食べるのがむずかしい？　そんな人は、野菜ジュースや１００％ジュースで、空きっ腹を癒してください。

もちろん、ダイエット中ですから、この改善期間だけはスイーツには手を出さないように。

ダイエット期間中は、NG....

・ケーキ、和菓子などのスイーツ
・スナック菓子などのジャンクフード

体重記入欄	朝起きてすぐ kg	就寝前 kg

6日目

夜は食べ過ぎない

SATURDAY

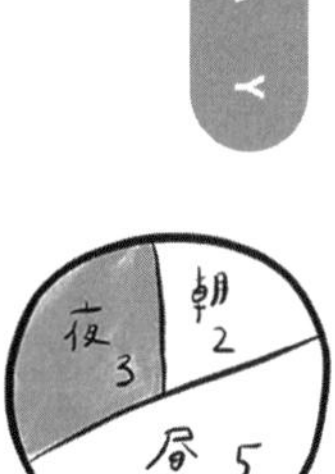

晩ごはんは、1日の食事量のうち、3／10を目安に！

夜ごはんは、食べ過ぎないこと。あとちょっと食べたいなあ、と思うくらいでやめるのが肝要です。

胃袋を満杯にしないで眠りにつき、寝ている間にじょうずに胃腸を休めることが大切だからです。**翌朝、お腹が空いて目覚めるリズムが身に付けば、ダイエットへ大きく前進できます。**

今日はお昼を食べ過ぎたな、間食を多めにとってしまったな、というときは、晩ごはんを控えめにして、1日の食事の帳尻を合わせることです。

夜だからメインディッシュをがっつり！　の習慣を捨て、ときには肉や魚の代わりに、たんぱく質を卵や納豆にしてみると、さらに消化がよくなります。塩分過多に

❶ 1日の帳尻を合わせる

朝は食べ過ぎた、昼は足りなかった…。そんな1日の帳尻を合わせるのが夕食。

❷ 塩分をとり過ぎない

寝る前に塩分をとり過ぎると消化が追いつかず、就寝中に胃腸が休まりません。

❸ お腹が空かなければ、食べなくてもいい

1日2食もOK。お腹が空かないなら栄養は足りているのです。

❹ 腹八分で寝る。翌朝、空腹で目覚めるリズムを

夜を軽めにすると翌朝の目覚めがすっきり。お腹ぺこぺこで朝を迎えましょう。

も注意しましょう。

特に、仕事や家事などで晩ごはんが遅い時間帯になってしまった夜は、寝るまで短時間になるため、おかずをとらずに、ごはんとみそ汁だけにする。あるいは、お粥に梅干しやぬか漬けなどの献立にすると、お腹にやさしい食事となります。

「ランチが多過ぎたから、お腹が空かない」という夜は、思い切って、晩ごはんを抜いてしまってもかまいません。**ダイエット中の夜ごはんは、胃腸をいたわる意識を持つように。**

胃腸を休めて、代謝を上げる。腹八分、消化のよい夜ごはんをとって、就寝中にしっかりからだを休めるのです。

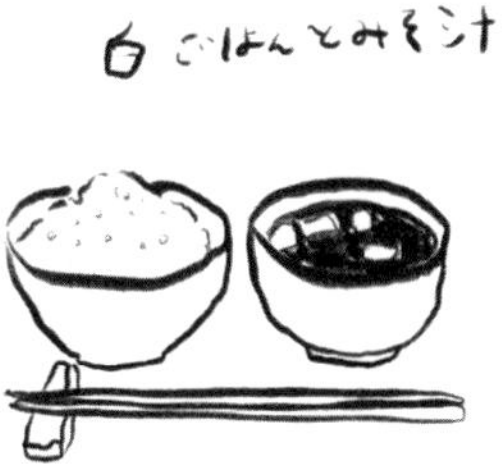

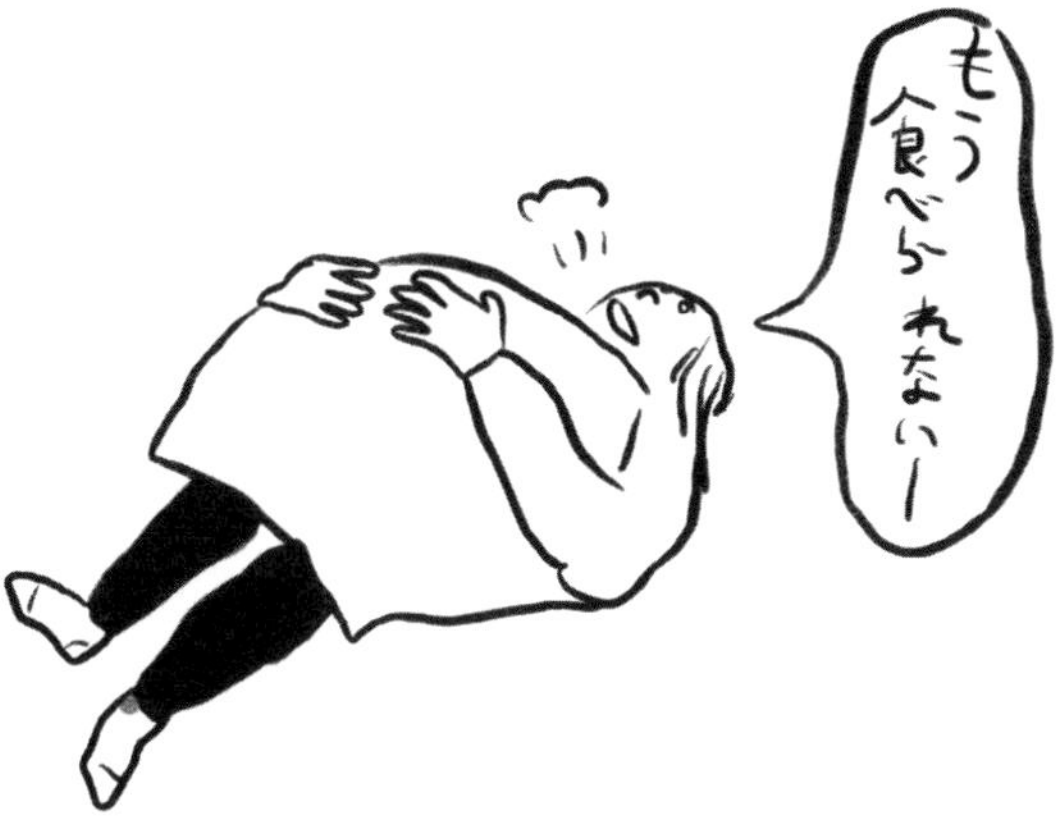

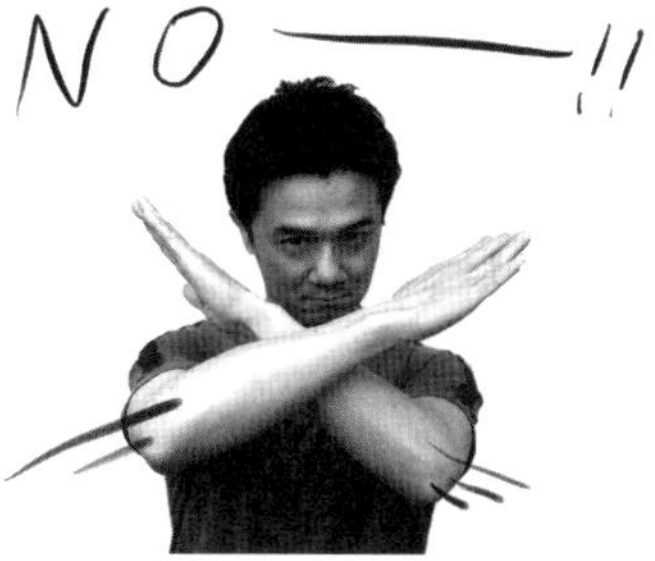

体重記入欄	朝起きてすぐ kg	就寝前 kg

7日目

ごほうびDAYをつくろう

SUNDAY

ごはんをお腹いっぱい食べたって、やっぱりお菓子やスイーツは別腹だから！　気持ちはわかります。

しかし、ダイエット期間中に好きなものを好きなだけ食べていたら、いつまでたっても痩せられません。当たり前ですね。

だからこそ期間を限定して、その期間内は自分との約束を必ず守る。それがダイエット成功へのたったひとつの道だと再認識してください。

とはいえ、ガマンばかりはきびしいですよね？　はじめのモチベーションだって落ちてきます。そこで、1週に1度、土曜か日曜日を、ごほうびDAYにしてみましょう。

ごほうびDAYには、好きなおやつやスイーツを解禁して、1週間がんばった自分を褒めてあげてください。

もちろん、食べ過ぎはいけませんよ。**食べる時間帯は、脂肪を燃焼しやすい午前中がベター。**午後になったってかまいませんが、夜食として「別腹する」のはNGです。

ごほうびDAYは、「痩せ日」ではなく「維持日」と考え、この日だけは体重が落ちなくてもよしとします。

このダイエットを続けるうちに、だんだんとスイーツへの執着が薄まっていきますから、特にごほうびDAYをつくらなくても気持ちが安定していきます。

ごほうびDAYは自分を解放！
好きなものを1品食べてもOK！

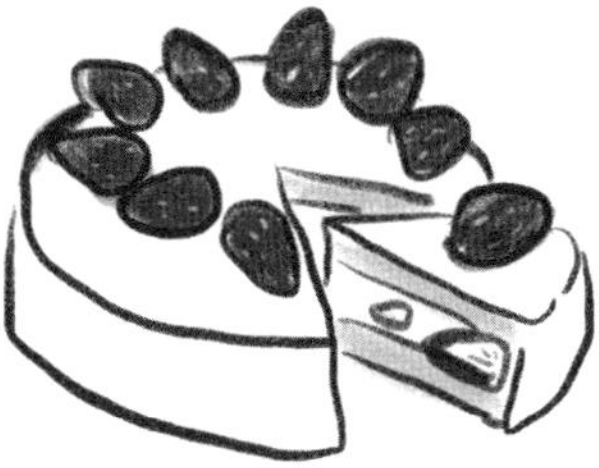

小さめのケーキ
1ピース

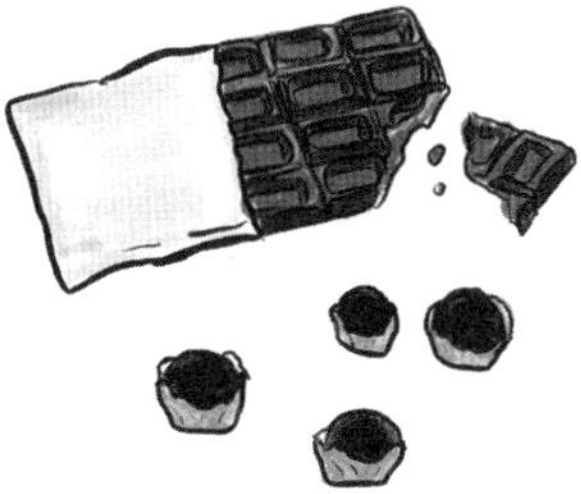

チョコレート
3〜4粒

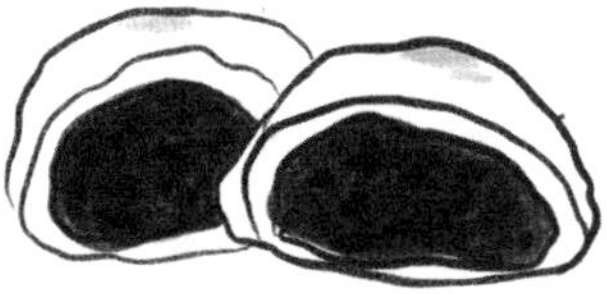

おまんじゅう
1個

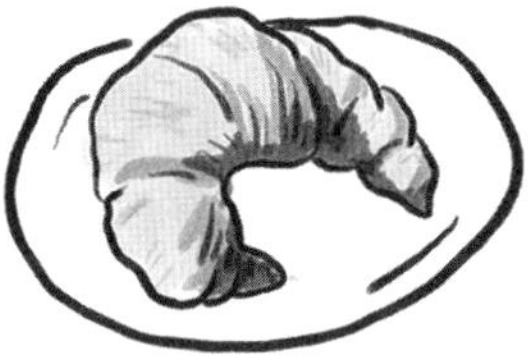

パン屋さんの
おいしいパン
1個

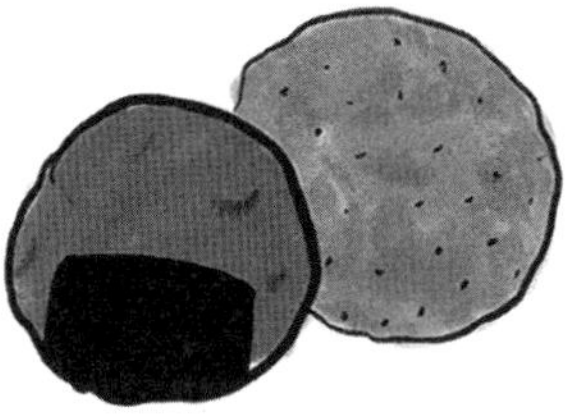

おせんべい
1〜2枚

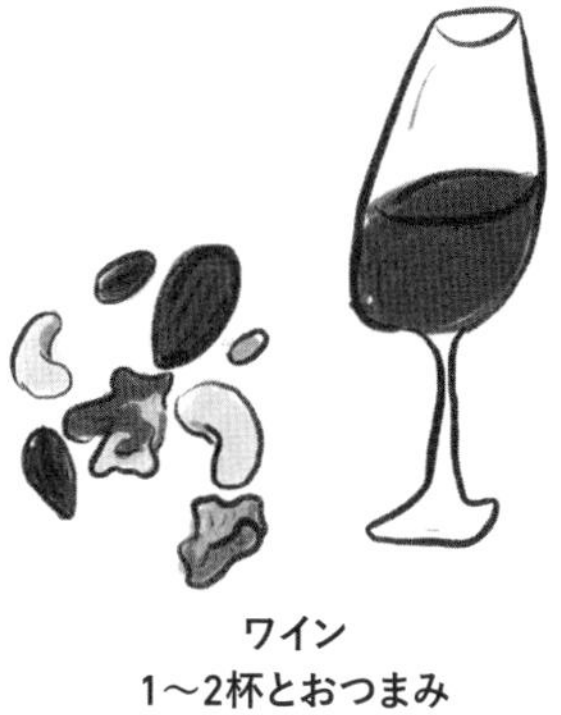

ワイン
1〜2杯とおつまみ

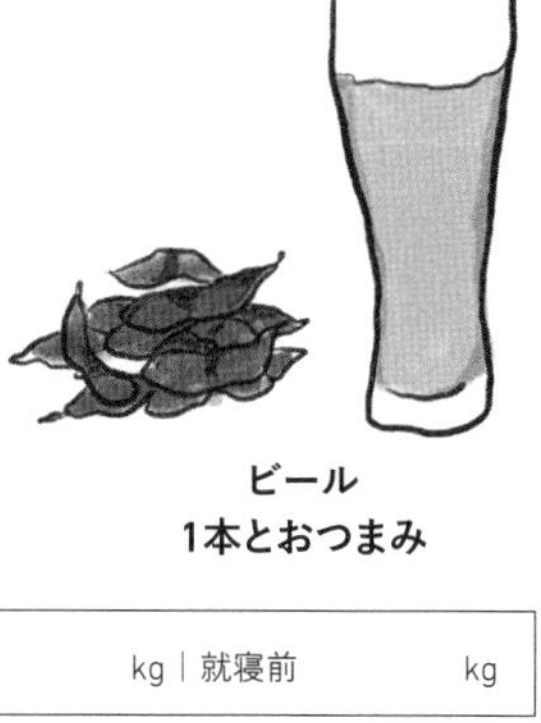

ビール
1本とおつまみ

体重記入欄	朝起きてすぐ　kg	就寝前　kg

YU'S

EYE

1

甘いものを食べたくなるのはなぜ?

甘いものが食べたくなる理由。それはズバリ！　糖質不足です。

糖質量が足りないから、からだが砂糖を求めてしまうのです。特に昼から夜にかけては、お腹が空きますから、昼に食べるごはん（＝糖質）量を増やして、おやつを食べない練習をしてみてください。お昼に白いごはんをしっかり食べることで、だんだんお菓子やスイーツを欲しがらない体質になっていきます。

もうひとつ考えられるのが「砂糖病」です。甘いもの依存症ですね。

そもそも甘いものを欲しがるのは、お腹が空いてるからでしょうか？
いいえ、脳が習慣として、そう思い込んでいるからに過ぎません。お昼にじゅうぶんごはんを食べて、胃腸と脳を満たしてあげることで、脳の間違った思い込み＝「砂糖病」からフリーになれます。

もし、それでもストレスを感じるようなら、ごほうびDAYを活用して、量を少しずつ減らしていくこと。

過剰な砂糖は、本来、からだに不必要な物質です。特に、添加物の多いジャンクフードは、添加物消化のためにビタミンやミネラルを消費してしまうため、肥満に直結する「悪玉」だと知ってください。

毎日、お米をしっかり食べて、おやつの量を減らしてしまいましょう。

第3章

［食習慣定着期］

正しい食事のルールで痩せやすい体質になる

ダイエット8日目～14日目

8 日目

カロリーより燃焼力

ダイエット中だからといって「カロリーの少ない食品を選んだほうがいい」とは限りません。もちろんカロリーもダイエットの大切な要素ですが、カロリーばかりを優先していると、太りやすい食品を選んでしまうことも多いからです。

たとえば、８００kcalのランチ定食と６００kcalのカップラーメンがあったとします。それなら、カロリーの低いカップラーメンが、よりダイエット向きだろうと考えるかもしれません。

しかし、カップラーメンは燃焼力が高い食事とは言えません。**燃焼力が高い食事とは、からだに入ったときに栄養になりやすい食事のことで、中でもビタミンやミネラルはエネルギー消費を促進します。**

カップラーメンのように、添加物によって大事なビタ

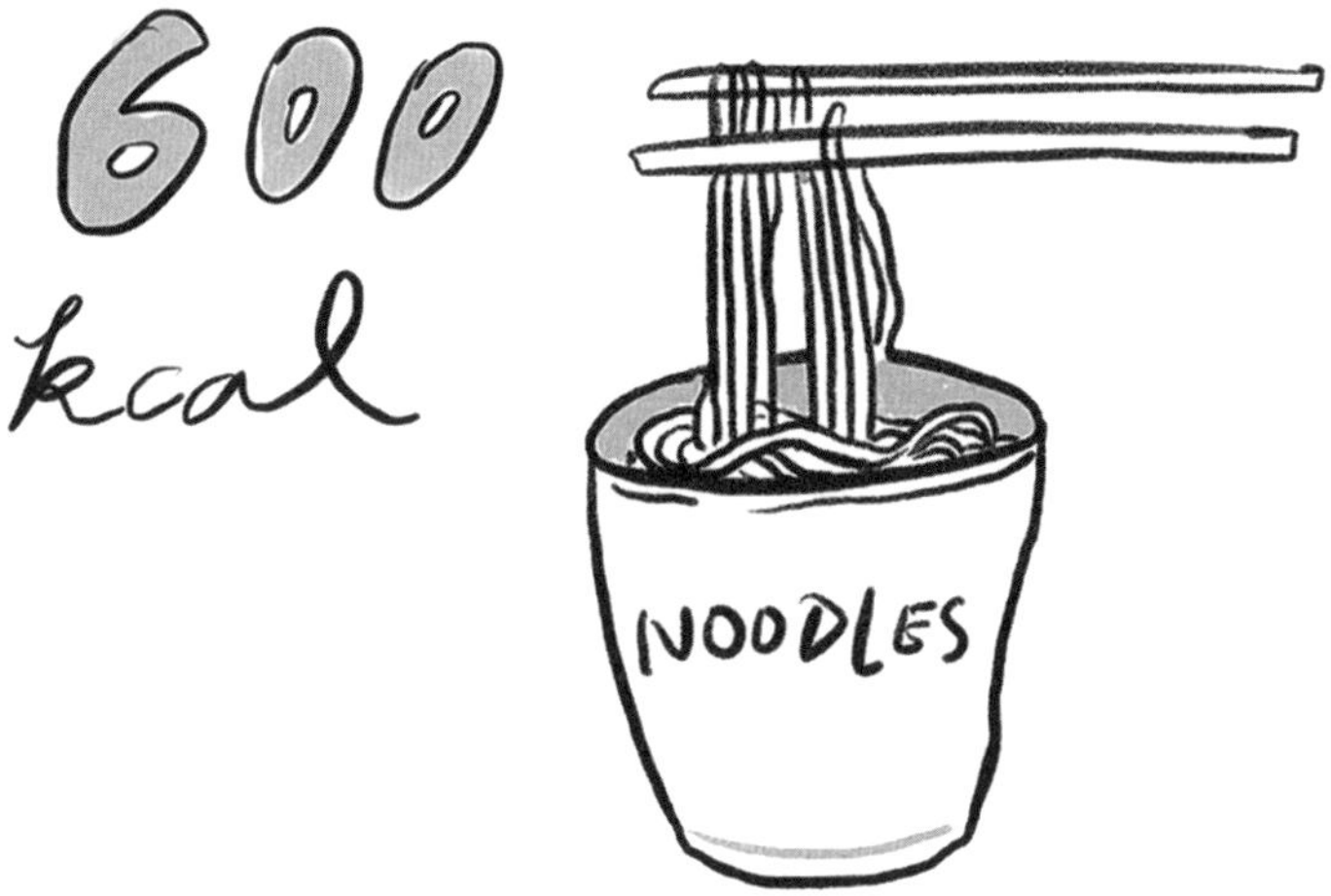

ミンやミネラルを消費してしまう食品ではなく、栄養バランスがよく燃焼力の高い定食のほうが、エネルギーを消費しやすく、満腹感も得られやすい。ぼくのダイエットを実践すれば、カロリーが少々オーバーしても痩せられる、燃焼しやすいからだに変わっていきます。

痩せたいなら、カロリーより食品の「中身」を吟味しましょう。

カロリー計算しなくてもよい

1日の摂取カロリーは決まっていますが、1回1回の食事のカロリーは気にしないのが木村式です。カロリーだけを重視するのではなく、加工食品や添加物を避けて、手づくりの食品を食べるように意識しましょう。

あらかじめ味つけされていない肉や魚介類、旬の野菜などを使った食事をとりましょう。**加工されていない、生きた食材をとることを大切にしてください。**

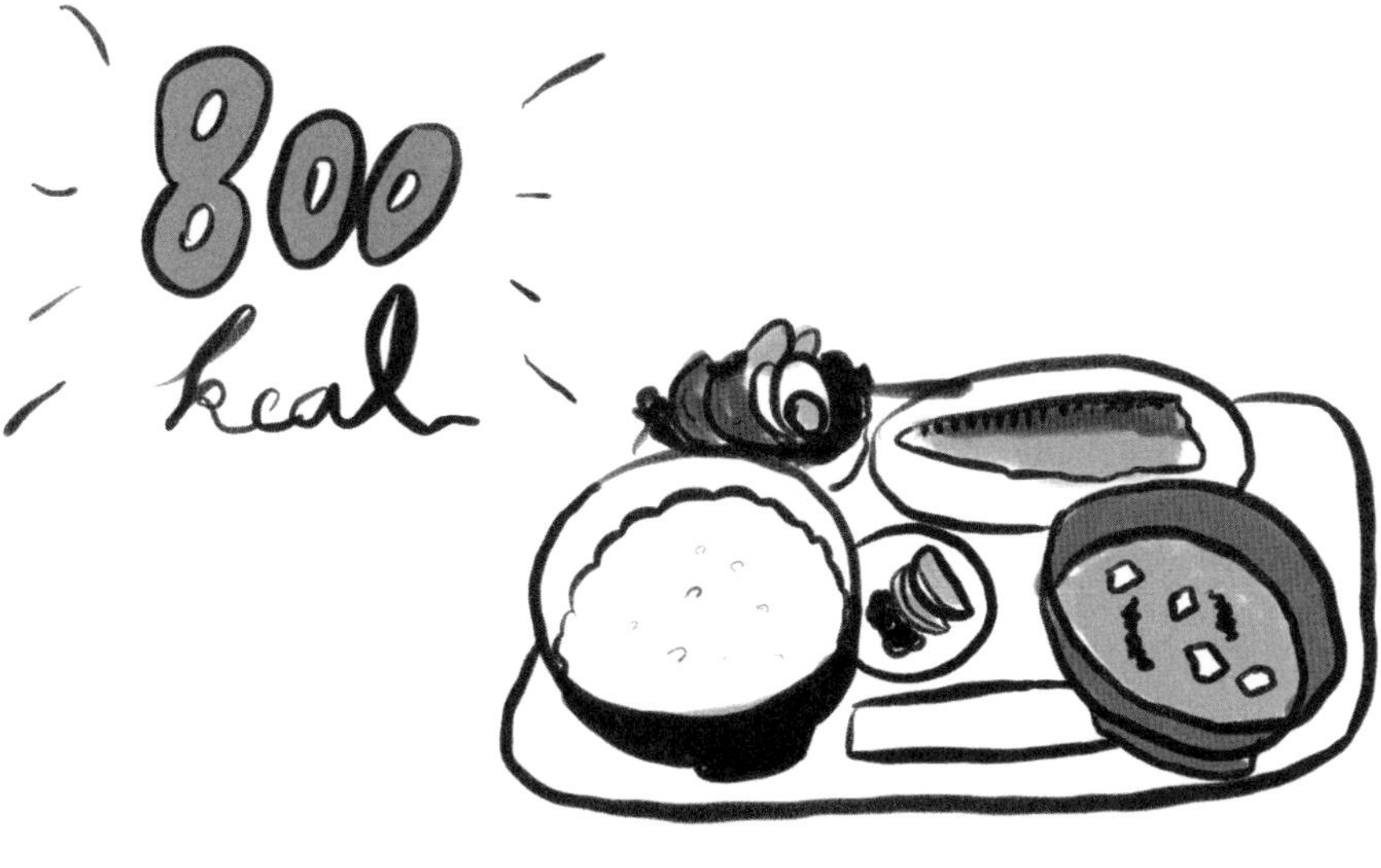

体重記入欄	朝起きてすぐ　kg	就寝前　kg

9日目

1日2食は白米を食べる

TUESDAY

1日3食にしないのは、3食にすると「1日3回食事をしないといけない」と考える人が多いからです。

1日3食、ごはんを食べなくてもいいんです。2食がいいときもあれば、3食がいいときもある。1日のお米の量はだいたい2合から2合半と決まっていますから、それをどう振り分けるのかは、胃腸の満腹感や体調に合わせて、自分で決めていくのがよいでしょう。

できれば、毎食お米を食べることをおすすめしますが、「朝はパンがいい」という人もいるでしょう。そんなときには、ランチと夕食をお米にすれば大丈夫。

ただし、パンなどの小麦食品は米よりもアミノ酸スコアが低く、バターなどのよぶんな脂質や塩分も使われています。

また、市販の食パンなどは加工食品ですから依存性が高く、腹持ちもよくない上、お通じが滞りやすい傾向もあります。

お米を食べ続けていると、ぐっすり眠れる、お肌の調子がいい、お通じが快調！など、パフォーマンスの素晴らしさに目覚める人は多いですから、白米ダイエットを続けながら「毎食をお米」にできるといいですね。

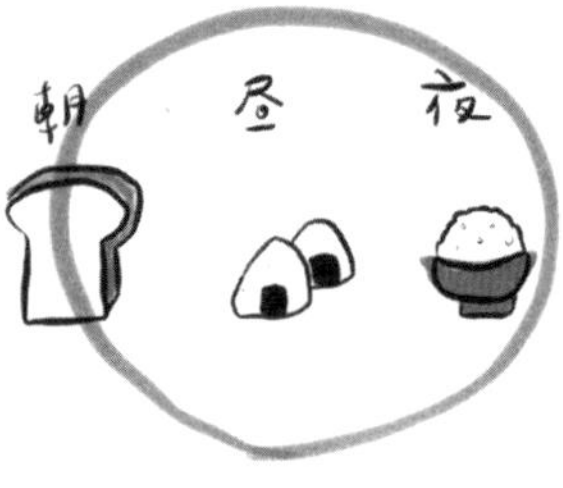

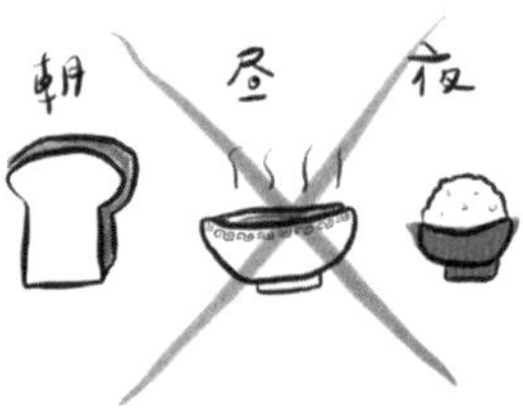

例

朝 ごはん＋みそ汁
昼 しょうが焼き定食
夜 ごはん＋みそ汁＋小鉢

栄養バランスを考えた「一汁一菜」の食事に、毎食こだわらなくてもかまいません。

たとえば、ランチをがっつり食べたい日には、朝ごはんと夕食のおかずを抜いて、ごはんとみそ汁だけ、あるいは、それに小鉢をつける程度の軽めで済ませてもOK。

とはいえ、3食ともおかずなしでは、お腹が空いてしまいます。

1日1食は、肉や魚介類などの動物性たんぱく質を食べるようにすると、満腹感を得られますし、栄養バランスも及第点になります。

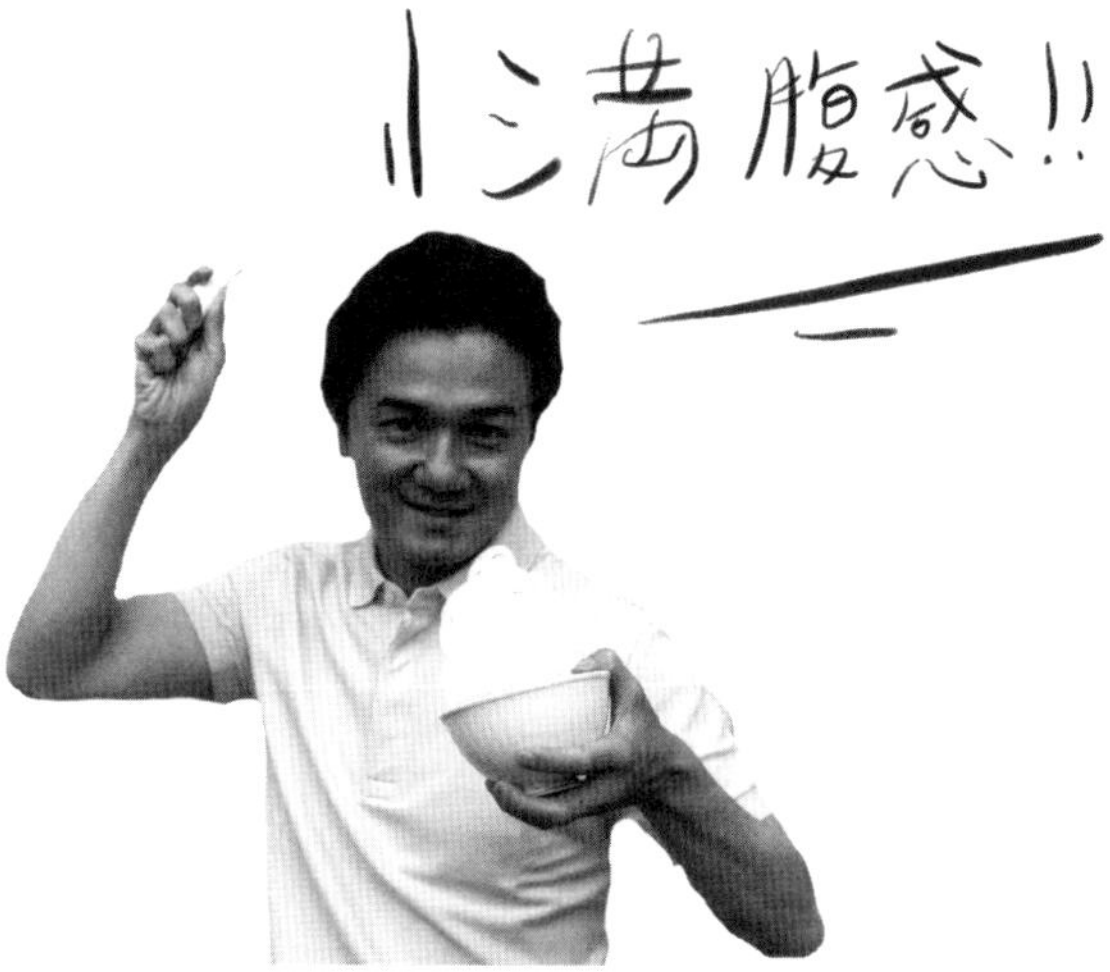

体重記入欄	朝起きてすぐ　kg	就寝前　kg

10日目

午前中に水を1リットル飲みたい

お水を1日2リットルも飲むなんてムリ！　たしかに、いきなり1日に2リットルの水を飲もうとしてもできないかもしれません。

でも、**朝起きてから夜寝るまでに水をこまめに飲むことを習慣づけることが、このダイエットでは、たいへん重要なメソッドになります。**

木村式オンラインダイエットの生徒さんたちも、はじめは「え！」と驚きますが、だんだんと慣れていき、2週間もするうちに、ムリなく2リットルのお水を飲めるようになります。

まず、朝起きてコップ1杯のお水を飲むところからスタートです。

老廃物を排出して、からだをきれいに整える意味でも、お昼までにコップ4杯くらい、1リットル程度の水を積

朝起きてまず1杯
朝食前に1杯
10時までに1杯
ランチ前に1杯
15時までに1杯
（お気に入りの水筒などを活用！）
帰宅して1杯
お風呂前に1杯
お風呂上がりに1杯
その合間にちょこちょこ飲む
（1杯＝200mlから250ml）

極的にとるようにがんばってみてください。飲むタイミングをルーティーン化すると、飲むことが当たり前になり、飲み忘れもなくなります。

食事中にお水を飲む人は多いですが、飲み過ぎると胃液が薄まり、消化能力が低下します。できれば食前か、食後、少したってから飲むのがベターです。

夜は睡眠の妨げにならないよう、寝る前に飲むのは避けましょう。

水は水道水でもかまいません。一度沸かして白湯にするか、常温で飲むのが望ましい。

自宅で過ごす人は2リットルのペットボトルを飲み切る、通勤する人は外出中に飲むぶんを水筒で持ち歩く、などの方法も試してください。

コーヒーや紅茶、ジュースなど、水以外の飲み物を飲んでも問題ありませんが、これらは2リットルの水の摂取量には含みません。

❶食事中はたくさん飲まない　❷お風呂の前後に飲む
❸食後、少したってから飲む　❹水は常温がベター
❺お茶やコーヒー、ジュースは計算に入れない

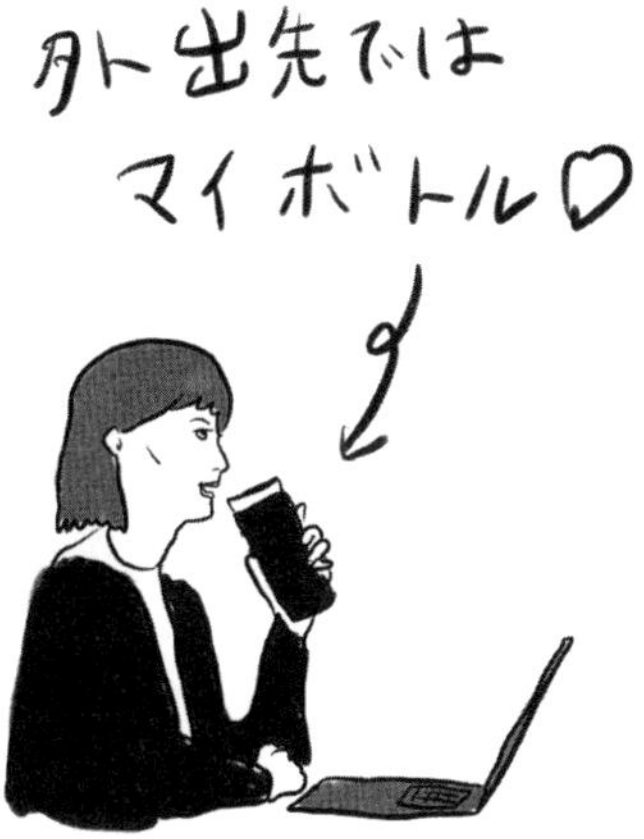

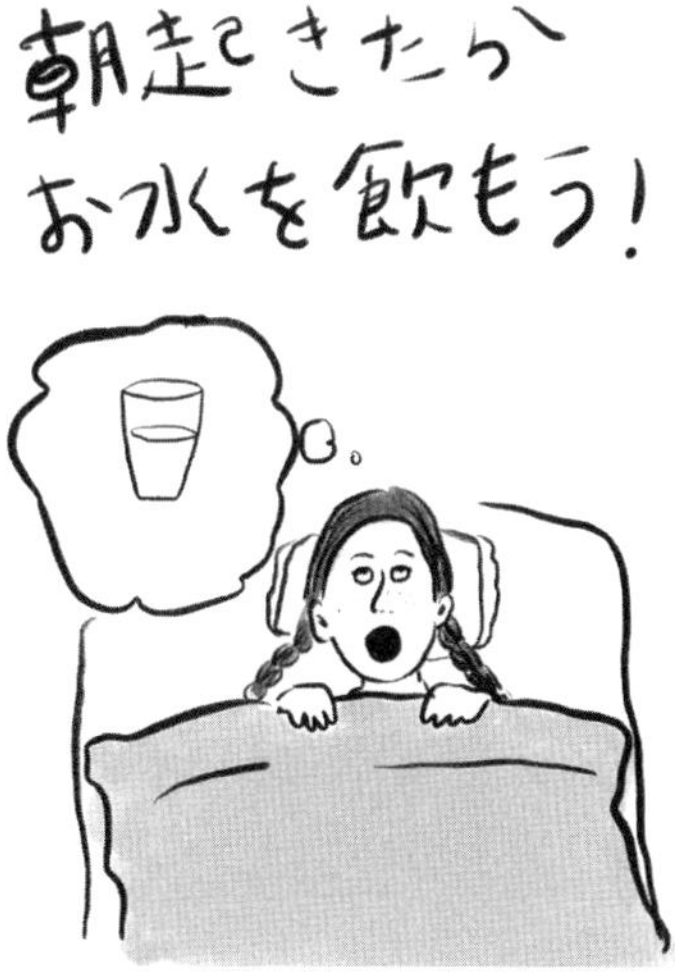

体重記入欄	朝起きてすぐ　kg	就寝前　kg

11日目

15分以上かけて食べる

よく噛んで食べる。

これ、たいへん重要なポイントです。よく噛むことで、唾液中の消化酵素の分泌が活発になり、食べ物を細かく砕くことで胃腸の負担が軽減します。

また、ゆっくり食べることで、満腹感が得られ食べ過ぎを防ぎます。

胃腸がムリなく仕事をするため、代謝も上がります。

それだけでなく、じっくり素材の味を楽しめるので味覚の発達につながりますし、脳への血流もよくなることから、老化の抑制にもよいと言われています。

コロナ禍のマスク生活でたるみがちだった表情筋も引き締まって、「顔痩せ」になれるのも、うれしいですね。「よく噛めば、きれいになれる！」と信じて、ゆっくり食事をしてください。

胃腸は筋肉です。きちんと動かして鍛えましょう。1食15分以上かけて食べることを習慣にしてください。

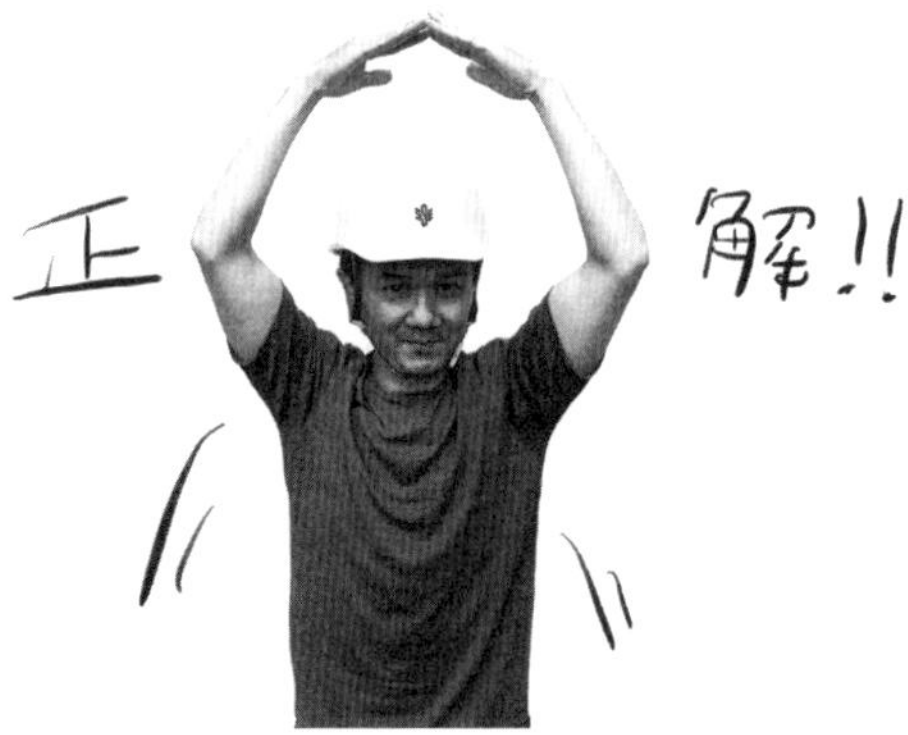

よく噛むことは胃腸にやさしい！

1 消化を助け
代謝が上がる

3 お通じがよくなり
肌もすべすべに

2 食べ過ぎを防ぎ
肥満を防止する

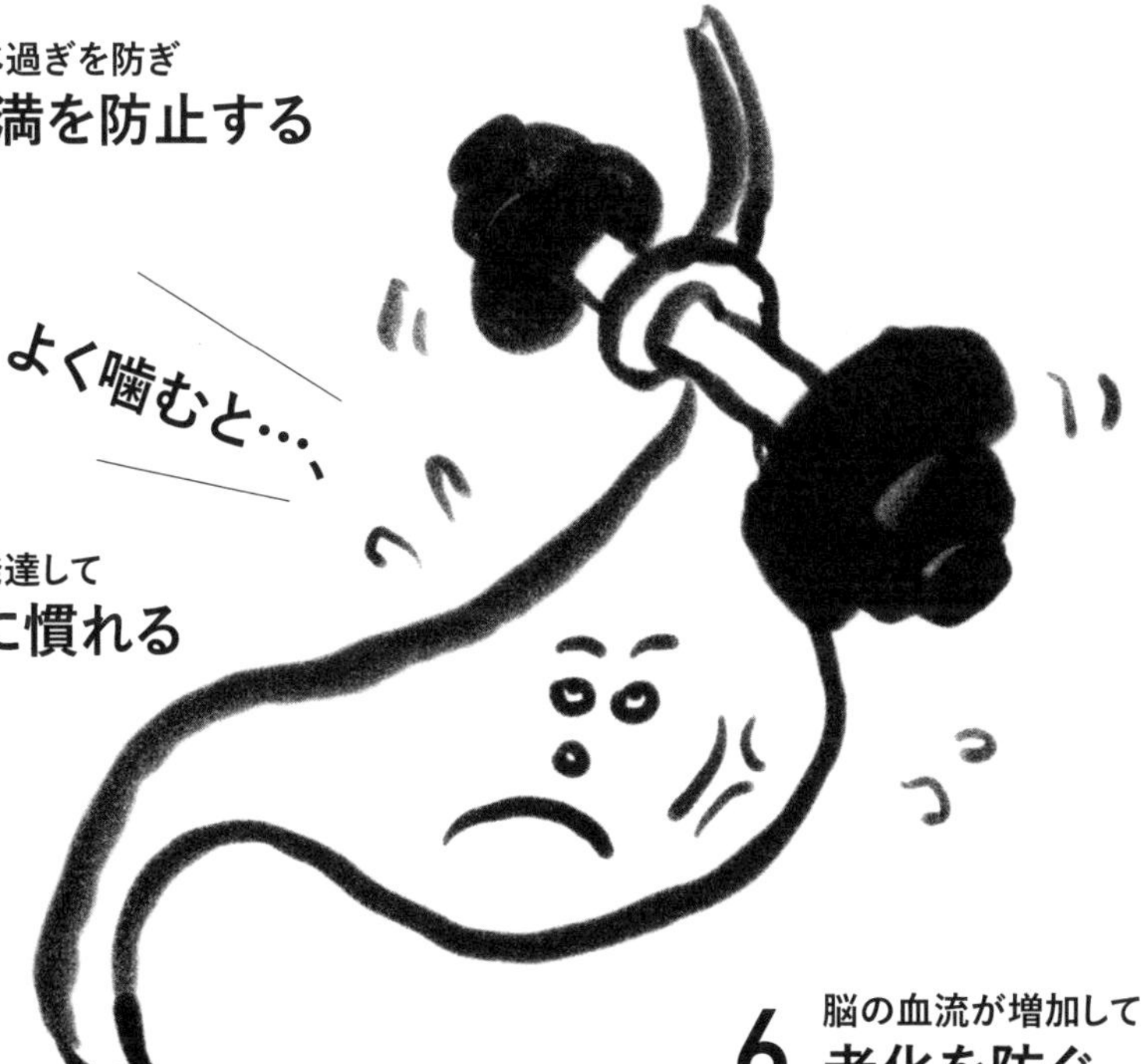

4 味覚が発達して
薄味に慣れる

6 脳の血流が増加して
老化を防ぐ

5 表情筋が鍛えられ
美しい笑顔になる

7 虫歯を防いで
健康な歯に

体重記入欄	朝起きてすぐ　kg	就寝前　kg

12
日目

「三角食べ」で満腹感を！

FRIDAY

ごはんは消化がよい食品です。それゆえ、ごはんだけを食べているとお腹が空きます。おかずとして、肉や魚介のたんぱく質や野菜といっしょにとったほうが、胃腸の吸収がゆるやかになります。

食べるときは、みそ汁→ごはん→おかずをひと口ずつ「三角食べ」にするとよいですね。

まずはじめに、温かい汁ものをひと口飲みましょう。温かい汁ものには、胃腸にやさしい刺激を与える効果があるからです。はじめにひと口飲んで、食事スタートの合図を送るイメージです。

汁もので始まり、汁もので終える

はじめに汁ものをとると、「早く食べたい」という食

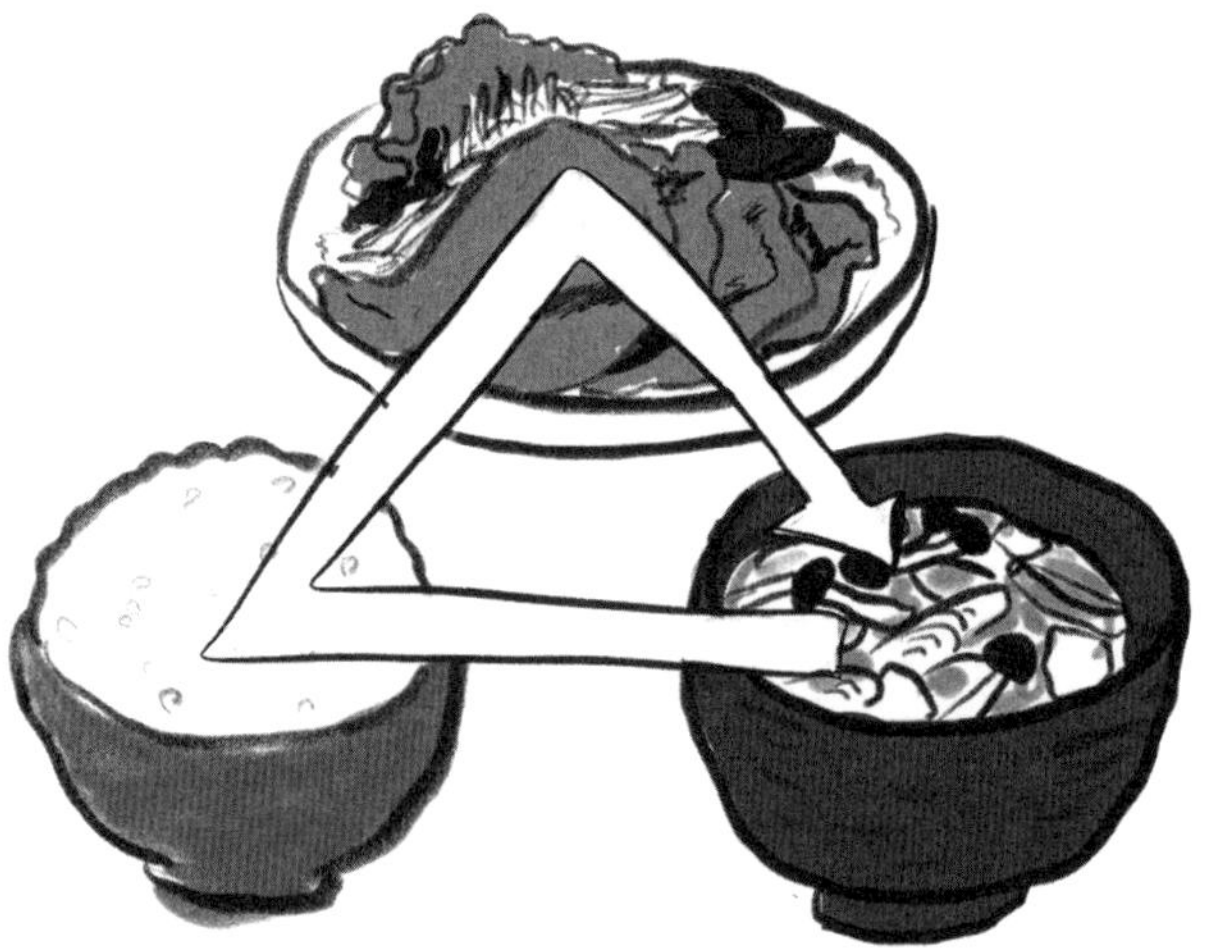

欲を軽減できます。とってもお腹が空いているときだって、ひと呼吸することで、落ち着いて食事をスタートすることができます。

さらに、おしまいも汁もので締めると、からだが温まりますし、満腹感がさらに増します。ごちそうさまが近づくまで熱々のまま飲めるように、フタつきのお椀を使うなどのアイデアもいいですね。

1回の食事で、いかに満腹感を得られるか？　小さな工夫やアイデアが、あなたの体重減につながります。

フタつきのお椀で汁ものを熱々でいただく

❶汁ものでスタート
↓
❷ゆっくりごはん、おかずを食べる（三角食べ）
↓
❸熱々の汁ものをすすってごちそうさま！
↓
❹シアワセな満腹感

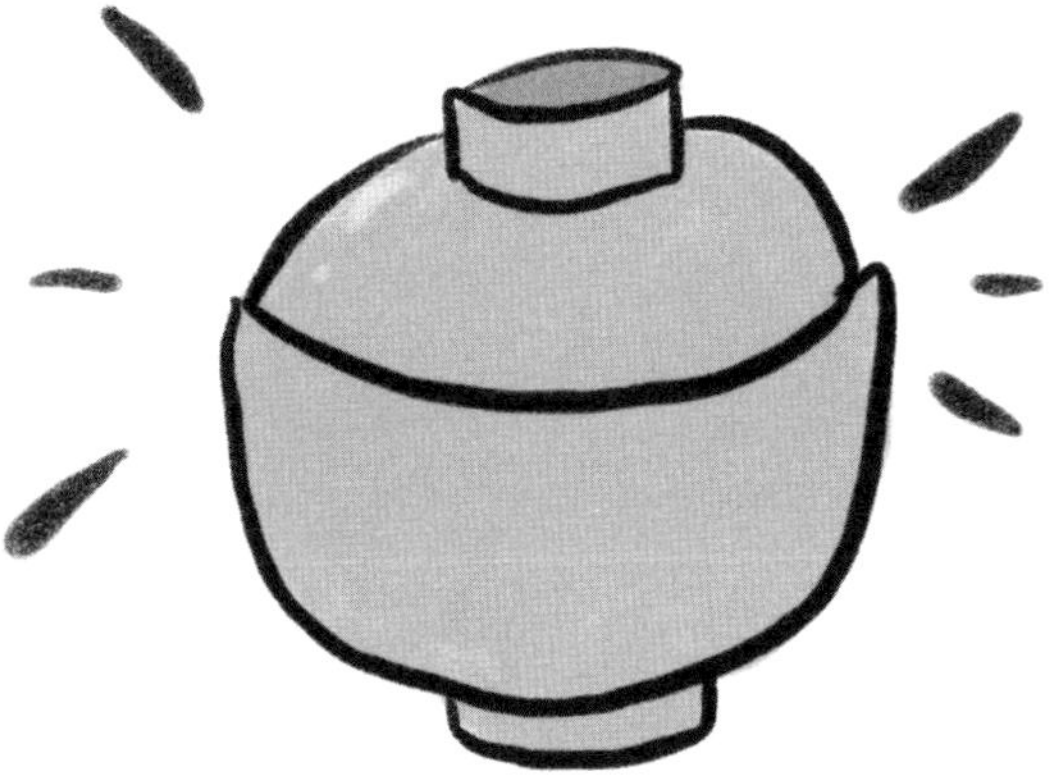

体重記入欄	朝起きてすぐ　　　kg	就寝前　　　kg

13日目

箸を置く習慣をつけよう！

SATURDAY

満足感より満腹感。どれだけの食事を食べるかは、あなたの胃腸が基準です。胃腸が満腹感を覚え始めたら、満腹になる前に食べ終わりたい。

　胃腸の状態を自覚するために、ゆっくりと食べましょう。あわてて食べると、満腹感を覚える前に食べ終わってしまい、ついついドカ食いとなって、食べ過ぎてしまいます。現役時代、ぼくもゆっくり食べることで、体重を増やさないようにしていました。

　ひと口食べたら、箸を置く。これを試してみてください。

箸を置いたら、20回噛む。こんな簡単な作法を身に付けるだけで、あなたの食生活が変わっていきます。

　箸を置いてゆっくり噛む姿は、傍目から見たってきれいです。美しい所作とともに、目の前の食べ物に感謝が

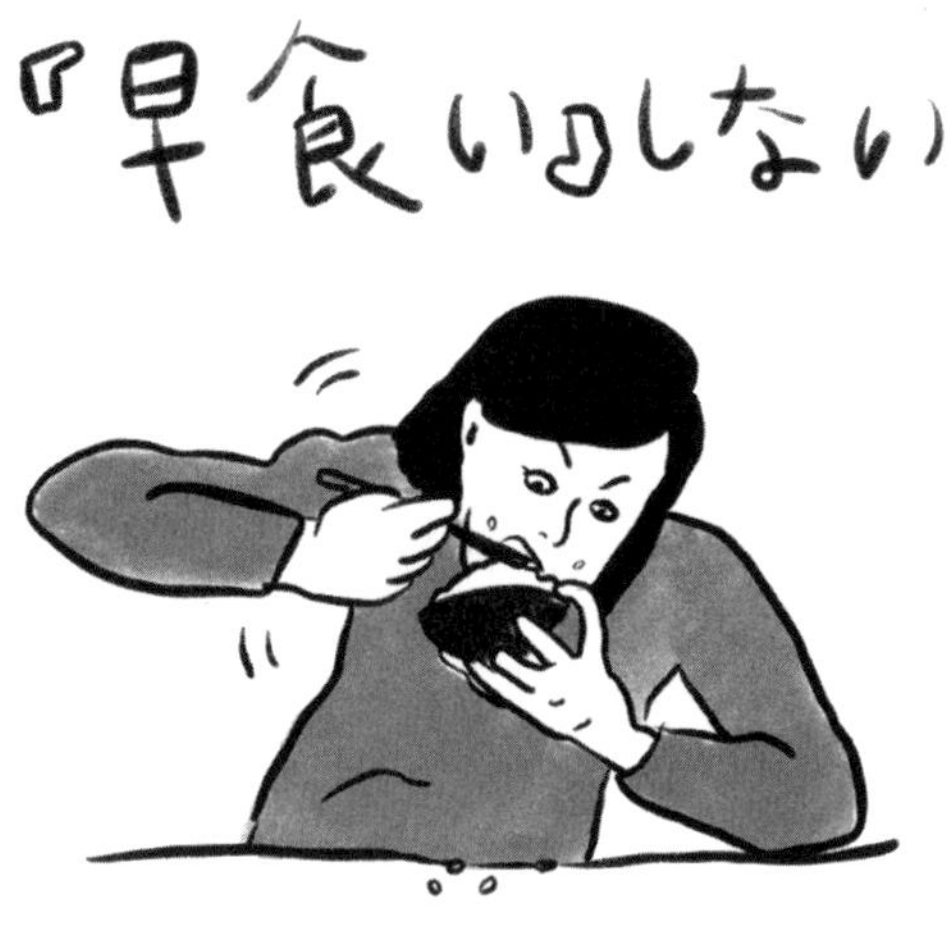

できれば、さらに素晴らしいですね。

食べることに集中してみる

「スマホを見ながら」「テレビを見ながら」などの「ながら食べ」は意識がよそへ飛んで、ちっともよくありません。せめて1日1食くらい食事に集中してみましょう。**一生に1か月くらい「おいしいな」と、じっくり味わいながら食べたって、バチは当たらないはずです。**

ごはんは、噛めば噛むほど甘みを感じますし、素材それぞれ意識を持って食べることで、新鮮な味わいに驚かされることもしばしばです。

「〇〇って、こんな味がするんだ！」「こんなにカラフルな味わいだ！」というように、今まで食べてきたものたちが、新鮮な感動を与えてくれるに違いありません。「いただきます！」と手を合わせ、命をいただいている事実に向き合う時間も大切に。

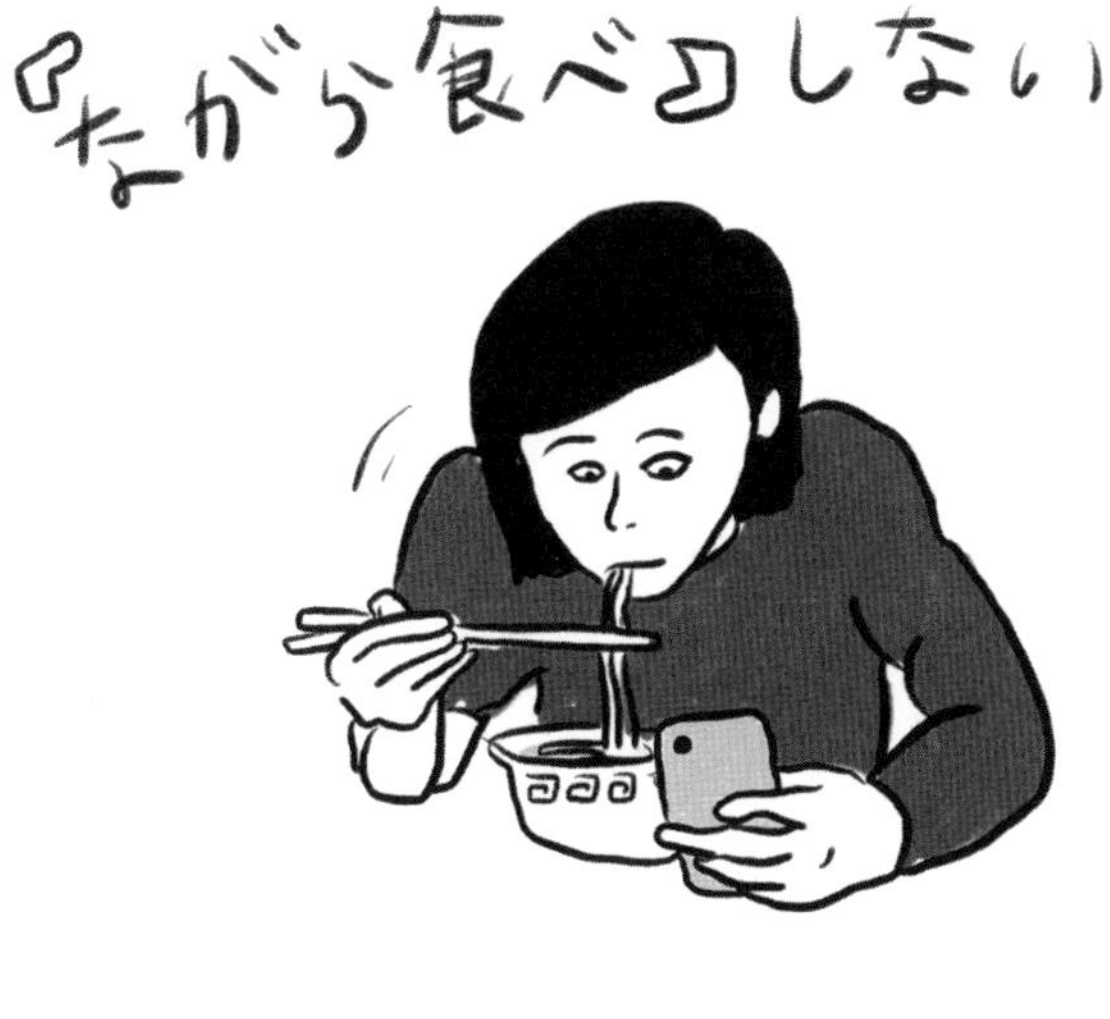

体重記入欄	朝起きてすぐ　　　　kg	就寝前　　　　kg

14日目

4〜5時間のインターバルを目安にする

ある日のメニュー

7時	**朝食**	おにぎり、みそ汁、フルーツ
（5時間）		
12時	**昼食**	定食スタイル
（4時間）		
16時	**間食**	おにぎり
（4時間）		
20時	**夕食**	ごはん、みそ汁、小鉢

食事と食事の間隔が長過ぎれば、食べ過ぎを呼びます。といって、短過ぎると胃腸が休まりません。

ぼくのダイエットでは、**4〜5時間のインターバルでお腹に何か入れることを推奨しています。**常に4〜5時間後の自分が何をしているのかを想像し、食事をとることは、ダイエット成功のコツのひとつです。

もしランチタイムが正午12時なら、朝ごはんを8時ごろにとる。ランチをとってから4〜5時間して少し空腹を感じたらおにぎりを食べる、というあんばいです。

いつも4〜5時間のインターバルを念頭に置いて、あるいは、次回の食事時刻から逆算して食べることを、前提とするわけです。これで、ドカ食いがぐんと減ります。もちろん、食欲が湧かなければ、この目安に沿うことはありませんが。

4時間のインターバルが過ぎたからって、就寝前に食べることはおすすめしません。とはいえ、どうしてもお腹が空いて眠れないなら、お粥やおにぎりなどの軽食は目をつむります。

自分のライフスタイルに合わせてOK!

子育て中。
早起きB子さん

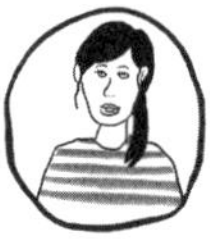

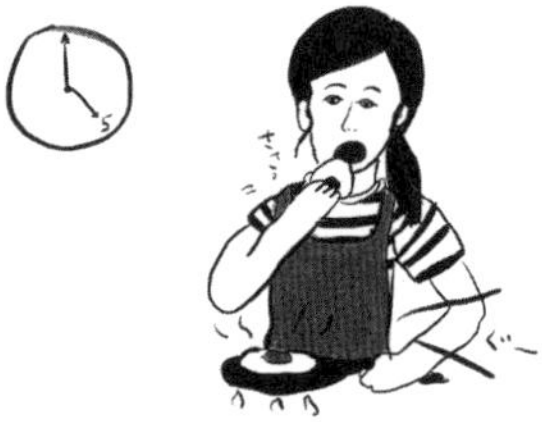

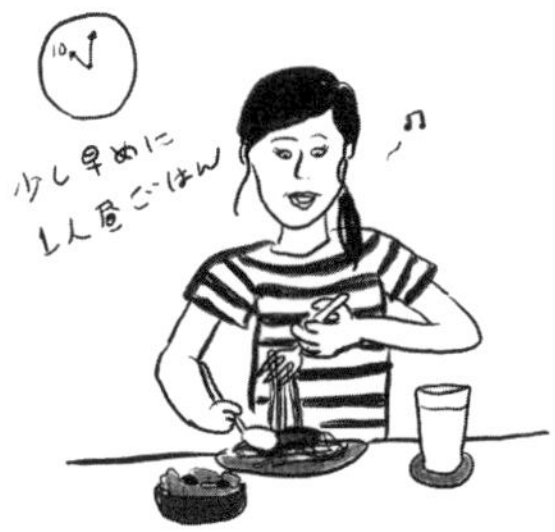

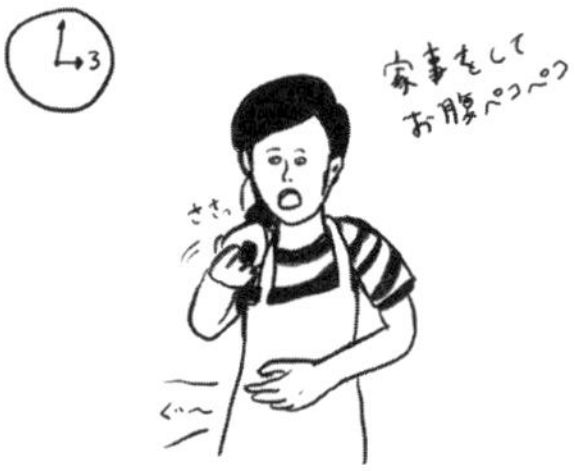

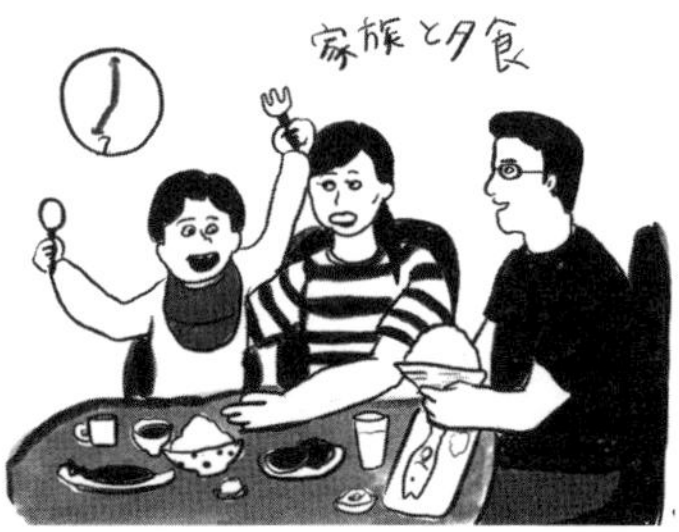

お勤めで
朝バタバタ！A子さん

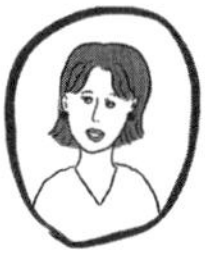

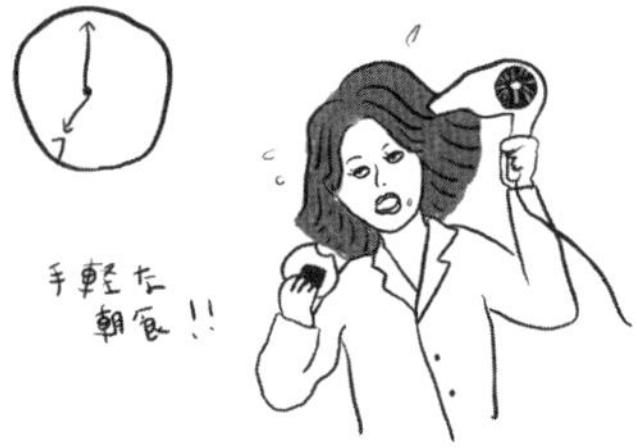

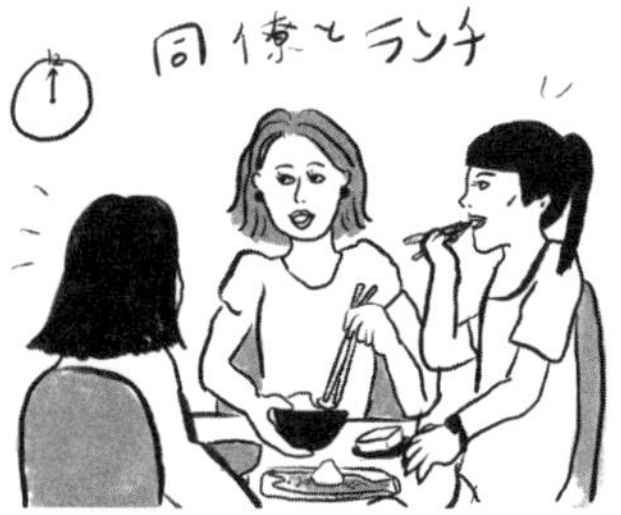

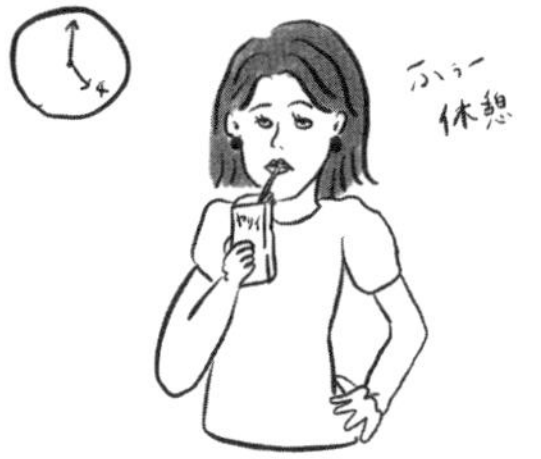

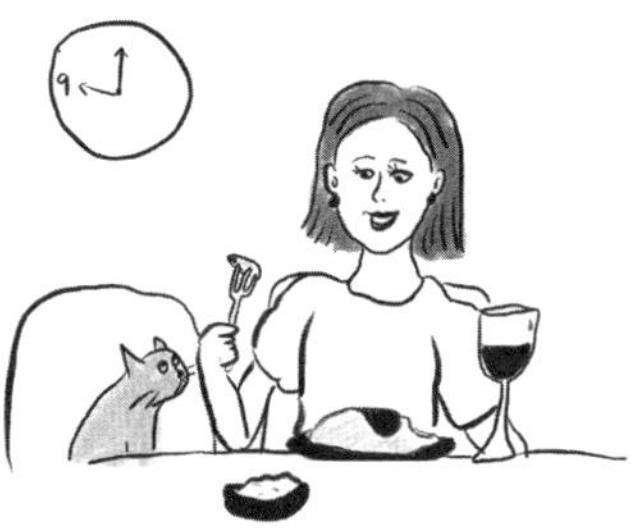

体重記入欄	朝起きてすぐ　kg	就寝前　kg

YU'S
EYE 2

糖質制限のデメリットって？

巷で流行している「糖質制限」ですが、実はデメリットがいくつかあることがわかっています。健康的に痩せるためにも、そのデメリットを知っておきましょう。

❶ 筋肉量が減る

人間のエネルギー源は「糖質」と「脂質」と「たんぱく質」の３つ。このうち、糖質が不足状態になると、代わりに筋肉がエネルギーとして代用されることがわかっています。たしかに体重は落ちますが、筋肉も削られるため代謝が下がり、結果的に痩せにくいからだになってしまいます。

❷ 集中力が減退する

脳内では、８～９割のエネルギーを炭水化物からとっています。炭水化物（糖質）をしっかりとらなければ集中力が減退し、思考力やひらめきも低下します。糖質の慢性的不足は脳の飢餓状態を呼び、それを欲するあまりお菓子やスイーツに手が伸びて、肥満の誘因となります。

❸ 老化が促進される

最新の研究によれば、極端に炭水化物を減らすことは、寿命を縮めるとも言われています。ある実験では「炭水化物を少なめ、たんぱく質を多め」に与えたマウスより「炭水化物を多め、たんぱく質を少なめ」に与えたマウスのほうが長生きすることも実証されています。

※参考文献『科学者たちが語る食欲』デイヴィッド・ローベンハイマー、スティーヴン・J・シンプソン著（サンマーク出版）

第4章

［脂肪燃焼期］

目標体重を設定して、体重を落とす

ダイエット15日目～21日目

15日目

目標体重を設定する

MONDAY

1日3回体重を計る
1回目　朝トイレを済ませてすぐ
2回目　夕食前
3回目　就寝前

ここまでの2週間は、食生活の改善を中軸にしてきました。

今日からは、体重を落とすことを強く意識します。

1か月後の自分が何キロになっていたいのか？　目標体重を明確に設定します。目安は1週間でマイナス0.5～1キロ、1か月で2～4キロとなります。

1か月後の体重を最終目標とし、週単位の目標体重も決めていきます。週単位の最初のゴールは1週間後の月曜日の朝。

中間地点である木曜日の目標体重も定めましょう。月曜日にスタートし、木曜日に体重が増えていたら、週後半の食事を加減して帳尻を合わせるのです。

また、**1日2回だった体重測定を今日からは1日3回に増やし、よりこまめに体重チェックも行ないます。**

朝・夕・夜の体重変化を知り、書き込み、目視することで、「変わろう」「痩せよう」というモチベーションを高めます。さらに、夜と朝の体重差を知ることで、自分の基礎代謝を意識できるようにもなります。

1か月後、あなたはどうなっていますか？　**美しく痩せた自分の姿を想像するイメージトレーニングも欠かさないでください。**

私のザ・ラストダイエット・シート

現在の体重	月	日	kg	
目標体重	月	日	kgに!	
1週目 月曜朝の体重	月	日	kg	(例・8月2日53.0kg)
木曜朝の体重	月	日	kg	(例・8月5日52.5kg)
2週目 月曜朝の体重	月	日	kg	(例・8月9日52.0kg)
木曜朝の体重	月	日	kg	(例・8月12日51.5kg)
3週目 月曜朝の体重	月	日	kg	(例・8月16日51.0kg)
木曜朝の体重	月	日	kg	(例・8月19日50.5kg)
4週目 月曜朝の体重	月	日	kg	(例・8月23日50.0kg)
木曜朝の体重	月	日	kg	(例・8月26日49.5kg)

なぜ
痩せたいのか?

痩せたら
何をしたい?

1か月後、どう
なっていたい?

16日目

ダイエット成功のために「逆算思考」を

ぼくのダイエットでは、いつもゴールから考えるという「逆算思考」を大切にしています。

むずかしく考える必要はありません。自分で設定した目標体重を実現するために、今、どんな食事をするか？

それを意識する視点です。

明日の朝、体重49キロになっていたいのなら、今晩の食事をどうするか？　体重は夕食前に計ってありますから、翌朝の体重を予想して、食事の分量を調整するわけです。

はじめのうちは、短いスパンで逆算してみるほうがいいでしょう。常に、身近なゴール（目標体重）を設定し、予測して、それをさかのぼって「逆算して」、これから食べるごはんの中身を考えるクセをつけるのです。

こんな「逆算思考」を習慣づけることで、ダイエットは正しい軌道から大きく外れることなく、順調に進んでいきます。

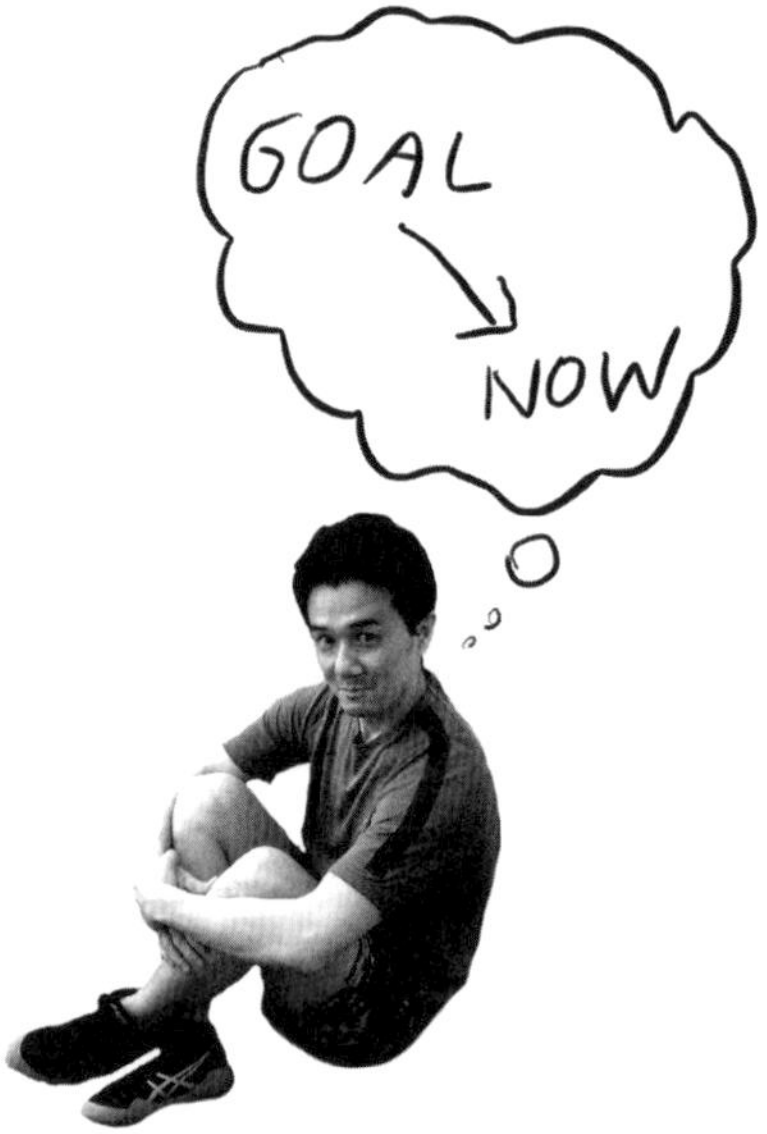

手段が目的になると失敗しやすい

失敗する考え方

手段が目的化してしまう
（漠然とした思考）

＜

成功者のマインド

ゴールから逆算する
（目標値から考える）

ダイエットに失敗する人の多くが、ダイエットの手段を知らず知らずのうちに目的化してしまうケースです。「白米をしっかり食べる」「水を2リットル飲む」ことは、ダイエットの手段です。ところが手段を実行している自分に満足して、今、これからとる食事については思考停止になってしまうのです。

「白米を食べる」「水を飲む」のは、あくまでダイエットの手段に過ぎません。「いつまでに痩せる」とゴールを決めたら、それを実現するために、今、どんな食事をとればいいのか？

ゴールを意識して、逆算思考を用いると、正しいマインドをキープし、毎回の食事に向き合うことができるのです。

体重記入欄	朝起きてすぐ	kg	夕食前	kg	就寝前	kg

WEDNESDAY

17日目

3日単位&1週間単位で考えよう

「今日はつい食べ過ぎてしまった」という日もあるでしょう。はい、大丈夫です。

翌日、あるいは翌々日に食事の量を調整することで、リセットが可能です。

たとえば、久しぶりに友人と会食をした夜、いつもより食べる量が増えてしまいますね。こんな日の翌朝は、ごはんとみそ汁だけのさっぱり朝食にして、胃腸をいたわってください。

お腹が空いていなければ「朝食を食べない」という選択肢もあります。

まずは水を飲んで代謝を上げておき、お腹がグ～ッと鳴って胃腸が働き出したのを確認してから、消化のよいごはんをとることです。

１日だけではなく、３日単位＆１週間単位のスパンで、食べ過ぎを自覚し、体重と相談しながら食事の量を調整していけば、体重は減少傾向に向かいます。

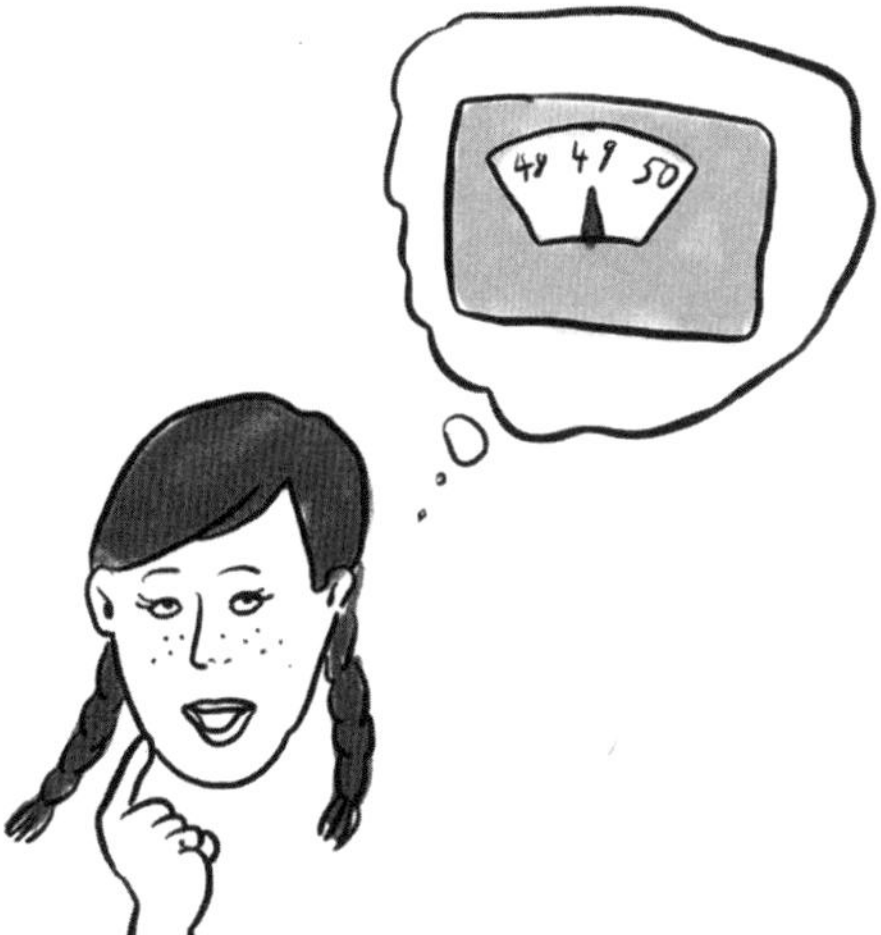

はじめは体重が増えることもある

白米を主食にしてしっかり食べ始めると、スタートして2週間くらいは体重が増える人もいます。でも、ここで焦らないでください。ぼくのメソッドを忠実に実践していけば、必ずだんだん体重は落ちていきます。

木村式オンラインダイエットにも、はじめのうちは体重が増えて混乱する人もいらっしゃいます。しかし、個別の指導にのっとって食事を続けていくうち、みなさん、ほどなく体重は減っていきます。

体重は一気に右肩下がりになるのではなく、階段状に下がっていきますから、「昨日から体重が変わらない」「ここ数日、体重が減っていない」という日にだってぶつかるでしょう。

そんなときは、木曜に設定した「中間目標」を思い出してください。木曜朝の時点で体重が順調に落ちていなければ、土・日曜の食事をじょうずに調整して、月曜朝の目標値の実現を目指せばよいのです。

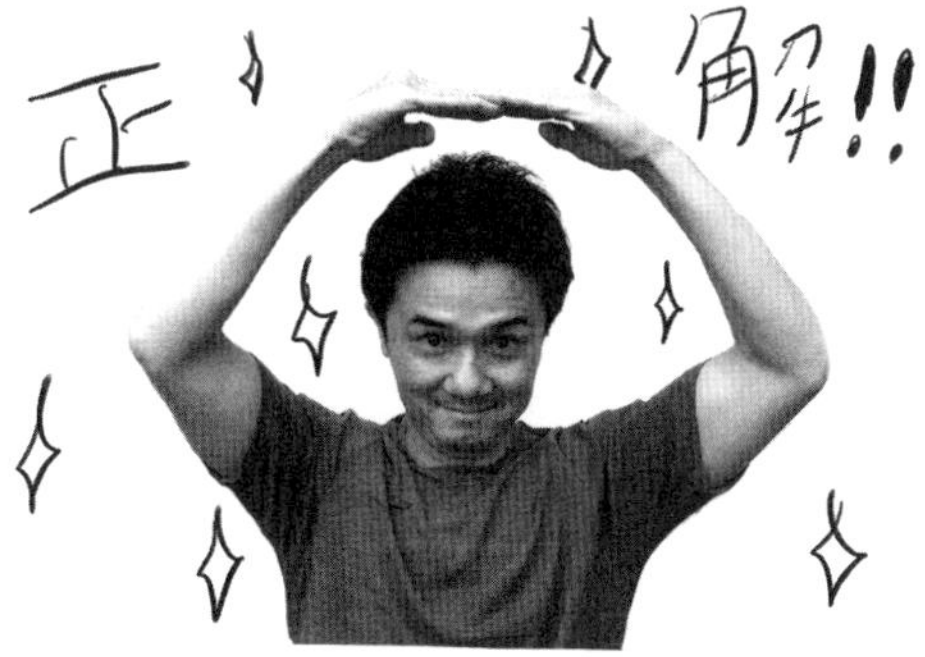

体重記入欄	朝起きてすぐ　　kg	夕食前　　kg	就寝前　　kg

18日目

卵とじょうずにつきあおう！

THURSDAY

鉄分、カルシウムなどのミネラルや、ビタミンB1などのビタミン類が豊富な卵は、お米と同じく「完全栄養食」といわれています。

「卵かけごはん」や「だし巻き卵」など、卵はごはんとの相性もバツグンですね。

卵に含まれるビタミンB1は、お米といっしょにとることで、さらにエネルギーの燃焼率が上がるため、味だけでなく、食べ合わせとしても相性ばっちりです。

ぼくのダイエットでは、1度の食事で、牛肉と豚肉、豚肉とチキンのように種類をまたいでたんぱく質を組み合わせるのはNGですが、肉や魚介と卵をいっしょにとるのはOKです。

卵は完全栄養食ですが、食品分類としてはたんぱく質となるように、食べ過ぎると腸内環境が乱れやすくなります。1日に1～2個までが適量です。

卵料理をじょうずにメニューに加えて、食卓に彩りを添えましょう。

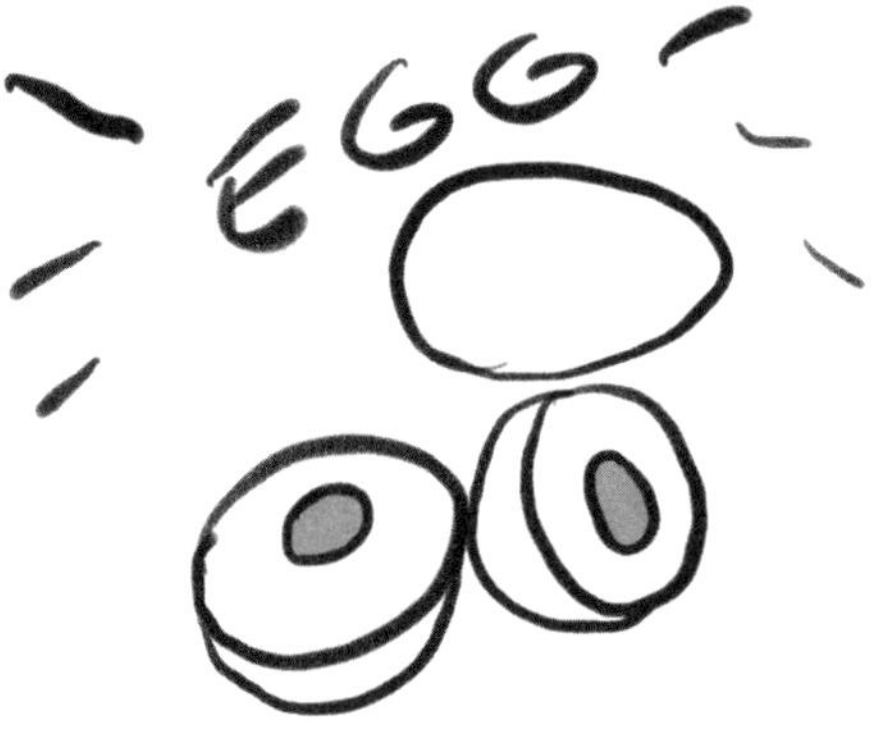

体調によって、たんぱく質を選ぶべし

たんぱく質は食品により栄養成分が異なり、からだに与える影響も変わります。

いつも同じ肉や魚介を食べる偏った食事より、多様な栄養をとったほうがベターです。

牛肉は、トリプトファンがメンタルの安定に繋がり、カルチニンが脂肪燃焼を助けます。豚肉は、疲労を回復してくれるビタミンB1が豊富。鶏肉は、エネルギー代謝の補酵素として重要なビタミンB6を含むのが特徴で、たんぱく質の分解を助けます。胃腸が疲れ気味なら魚介類を。タウリンが血液中の悪玉コレステロールを排出し、EPAの効果もあって血液がサラサラになります。

肉を食べたら次は魚にする、牛肉を食べたら翌日は豚肉を選ぶなど、バランスよくメニューを決めるのがよいですね。

「疲れたときは鶏肉」「やる気を出したい日には牛肉」など、体調に合わせてセレクト、からだのパフォーマンスを向上させましょう。

鶏肉
よく動いた日に食べると
からだを回復してくれる

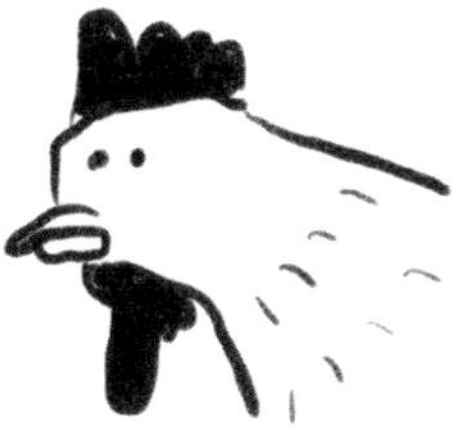

魚介
胃腸が疲れ気味のとき、
胃腸を休めたいとき

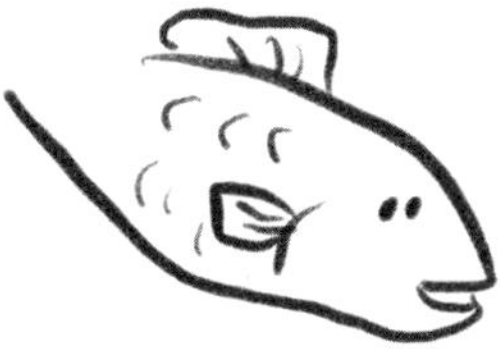

牛肉
試験やここぞという日に、
やる気を高めてくれる

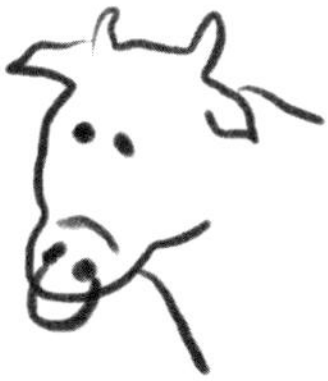

豚肉
からだを動かす日に食べると、
痩せやすくなる

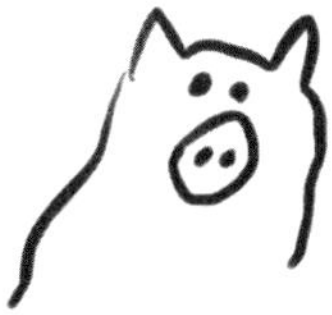

体重記入欄	朝起きてすぐ　kg	夕食前　kg	就寝前　kg

19 日目

旬の野菜のパフォーマンスを

旬を知って、季節に合わせて野菜を選ぶ。
からだだけでなく、心のバランスも整えてくれる、真にありがたい食材です。

FRIDAY

今どきは、オールシーズン見かける野菜も多いですが、どの野菜にも必ず旬があります。

旬の野菜は、同じ野菜でも驚くほど栄養価が高く、鮮度がよくて、味が濃く、おいしいのが特長です。市場に多く出回るため、リーズナブルに食べられるのもうれしいですね。

夏野菜の代表選手は、キュウリ、トマト、ナス、ゴーヤ、トウモロコシやカボチャなど。食欲が落ちるこれからの季節、からだを冷やして、食欲を増進してくれます。

いっぽう冬が旬の野菜は、ダイコン、ハクサイ、ゴボウ、レンコン、ネギやカブなど。寒い季節に、からだを温めてくれるやさしい根菜が目白押しです。

旬の野菜は、そのシーズンに人間が必要とする栄養素を豊富に含んだハイパフォーマンスな食品です。野菜の

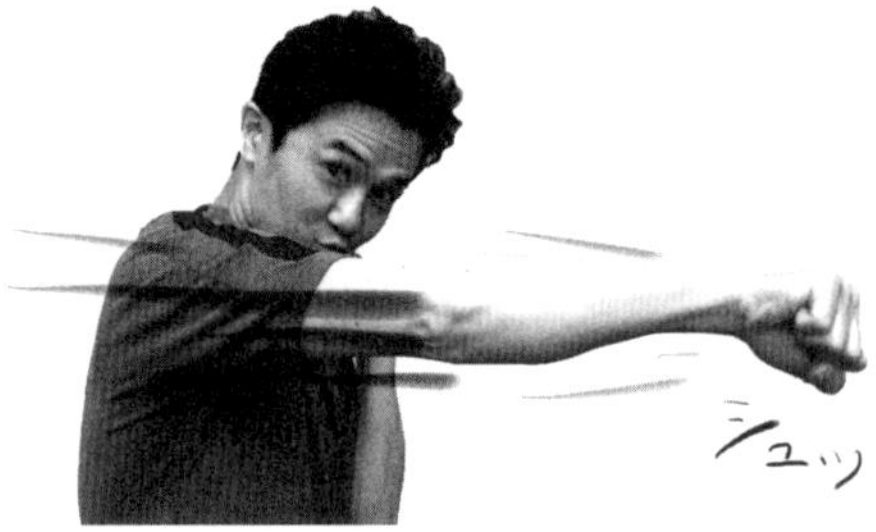

季節の野菜カレンダー

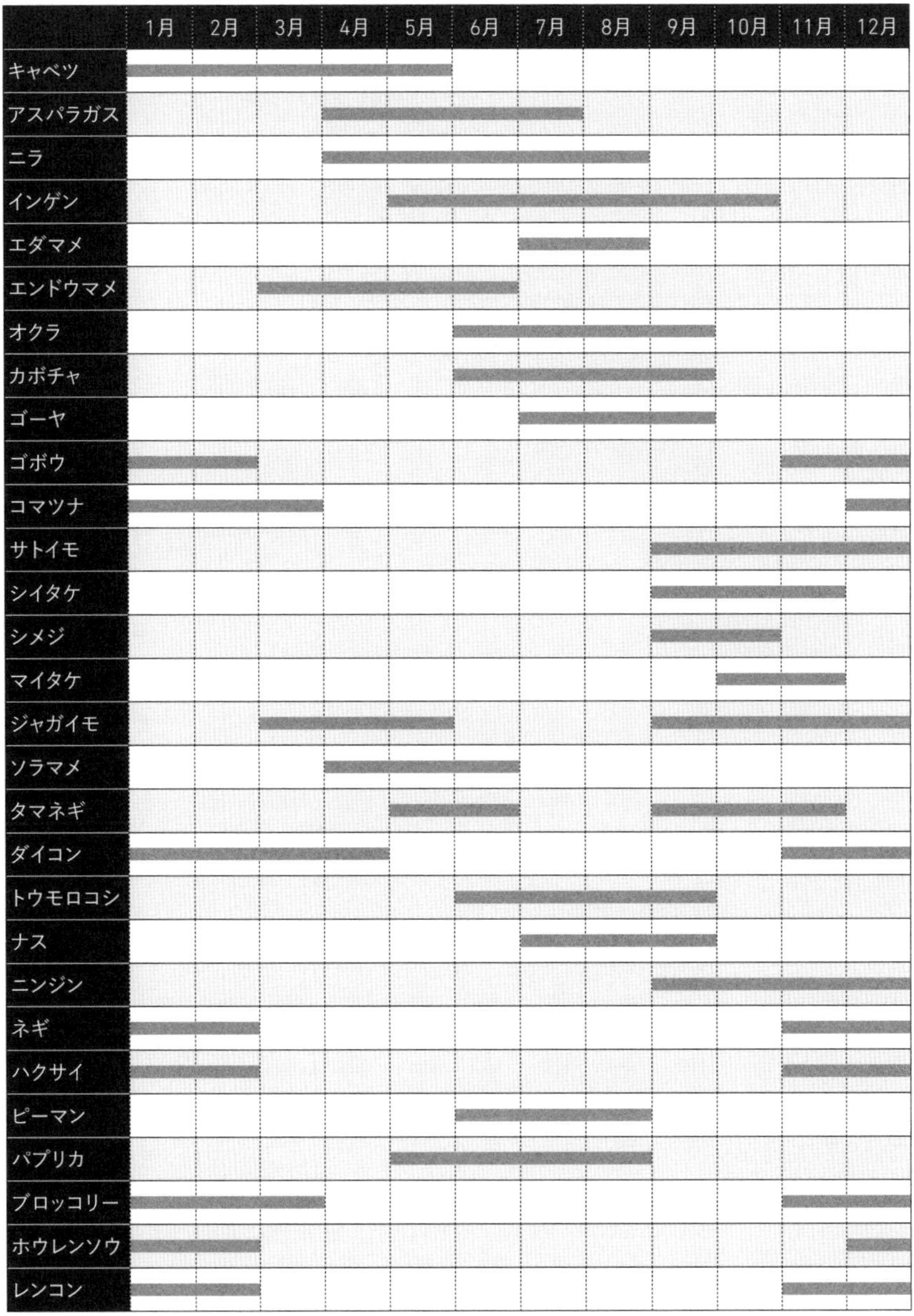

体重記入欄	朝起きてすぐ　kg	夕食前　kg	就寝前　kg

SATURDAY

20日目

添加物&加工食品は避けたい

加工食品のデメリット

- ❶ビタミンやミネラルを浪費する
- ❷からだに添加物が残留する
- ❸塩分&脂質過多のものが多い
- ❹肥満を誘発する

ハムやソーセージ、ジャンクフードや菓子パンなど、添加物が多く入った加工食品は、積極的にはとりたくない食品です。

添加物そのものには栄養がないため、食べてからエネルギーとして消費されず、体内に残留します。これを排出するためには、ビタミンやミネラルが必要となるため、せっかくごはんや野菜で補給した大切な栄養素を、不純物の排出のために「浪費」しなくてはならなくなるのです。

さらに、体内の栄養を浪費したため、からだが飢餓状態になり、脳の食欲中枢が反応して「おかしな食欲」も呼び起こします。

こうして、手持ちぶさたも手伝って、また、ジャンクフードやお菓子に手を出してしまう「負のスパイラル」に陥るのです。

そう、添加物は肥満を呼んでくる、ダイエットの大敵のひとつです。

現代人の食生活では、添加物をとらずに生きることはむずかしいですが（それだけあらゆるものに入っている）、可能な限り避けるよう意識しましょう。

どっちがベター?

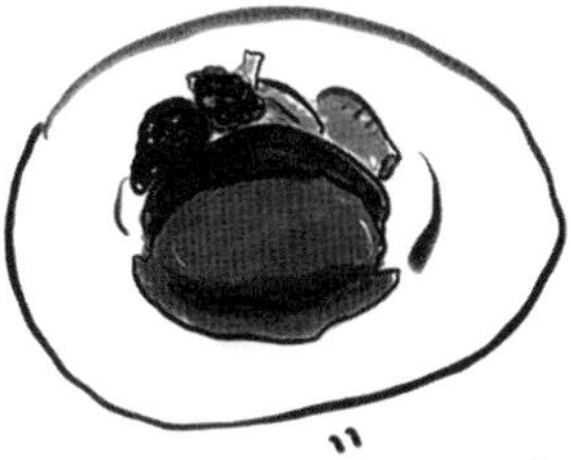

ハンバーグは△

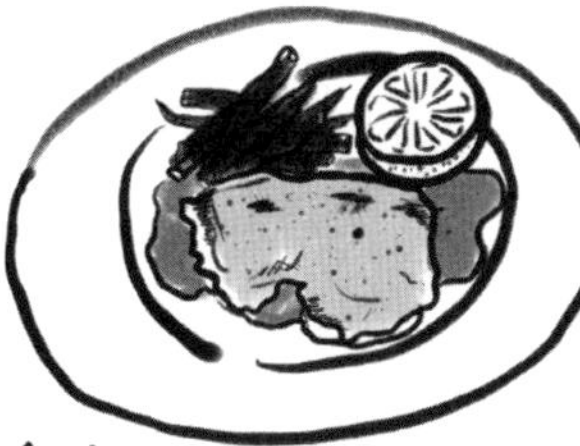

チキンソテーはOK

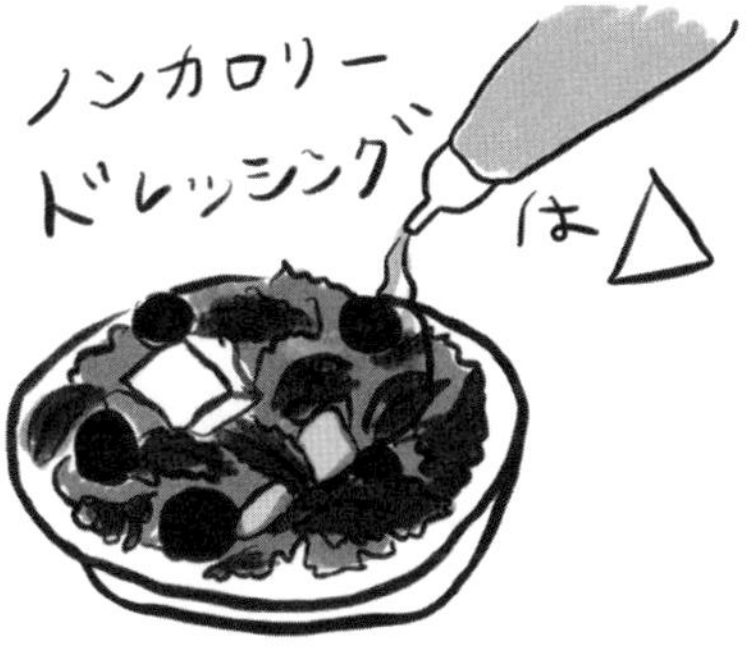

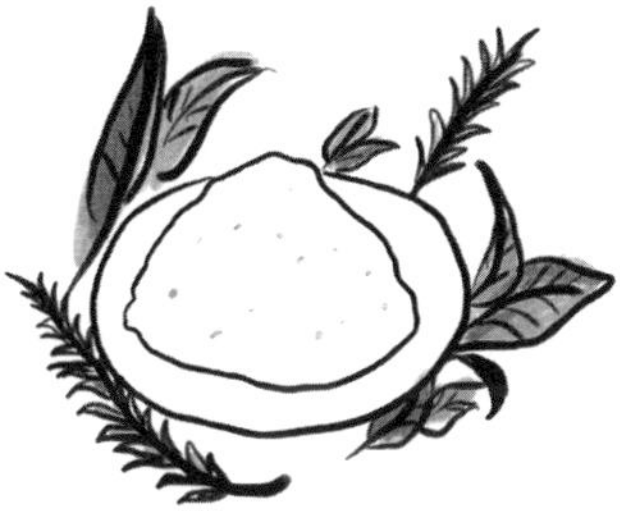

ハーブソルトはOK!

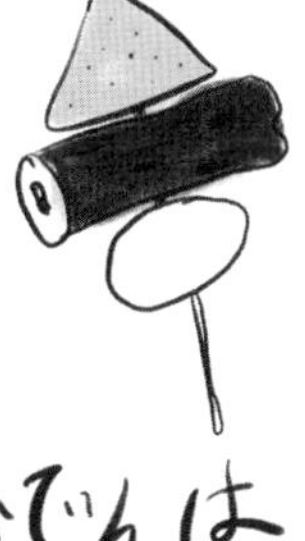

おでんは△
(練り物)

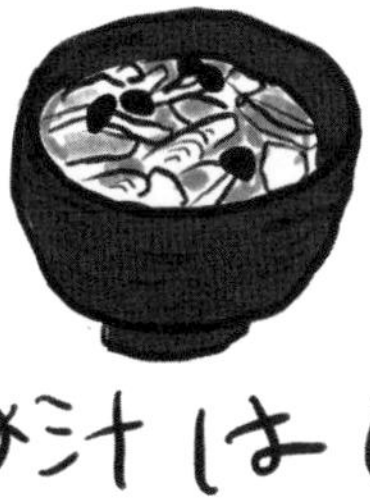

豚汁はOK!

体重記入欄	朝起きてすぐ　kg	夕食前　kg	就寝前　kg

SUNDAY

21日目

食物繊維はお米でとれる

食物繊維には「腹持ちがよくなる」「お通じがよくなる」「血糖値が下がる」「整腸作用」など、素晴らしい機能があります。

白米ダイエットでは、食物繊維豊富なお米をしっかり食べ、発酵食品であるみそ汁を常食するため、自然とお通じがよくなる人が多いようです。

どうです？「快食快便」を実感している読者さんも多いのではないでしょうか？

いっぽう、これまでより食べる分量が増えたため、一時的に便秘症状に陥る人もあるようです。

お通じをよくするためには、梅干しやオリーブオイル、ニガリ、粉寒天などをじょうずに活用するとよいようです。

腸のまわりのツボを押してあげるのも効果的。ツボだけでなく、お腹をまんべんなくマッサージするのもいいでしょう。

注意してほしいのは、よかれと思って食べたイモやレンコンなど硬めの食物繊維が、さらに腸が詰まる原因となることです。ヨーグルトなどの乳酸菌をとる人も要注意。こちらも腸内環境がかえって乱れてよくない状態になることも。

体重を落とすためにも、正しいお通じ対策をしておきましょう。

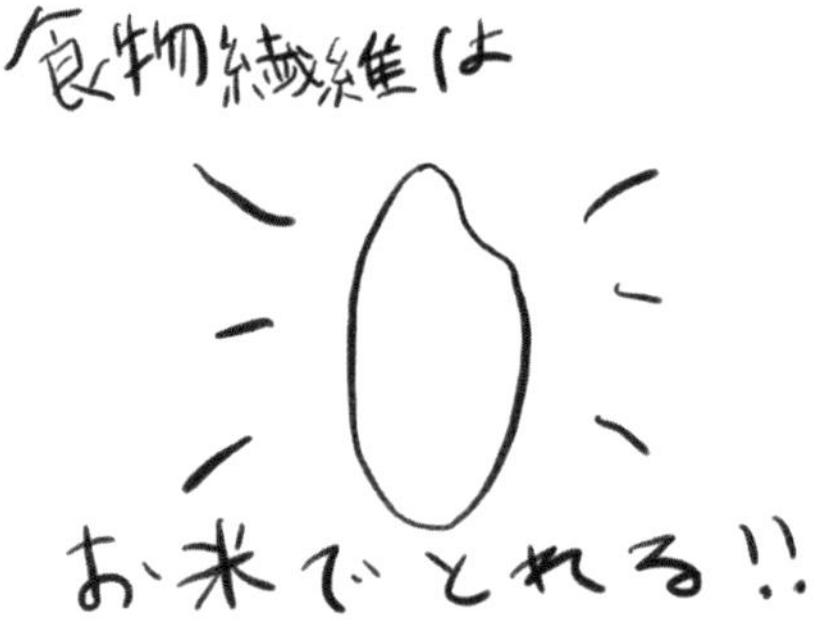

お通じがよくなるヒント

❶朝、梅干しを1個

腸を元気にする成分を含んだ発酵食品です。

❷オリーブオイルをスプーン1杯

硬くなってしまった便を滑らかに。

❸水にとかしたニガリをスプーン1杯

主成分のマグネシウムが腸に水分を集めてくれます。

❹みそ汁に粉寒天をスプーン1杯

腸を動かし、便を軟らかくする優秀な食物繊維！

❺腸のまわりの7つのツボ押し

胃腸を刺激してお通じを促します。

注意　イモやレンコンなど、硬めの食物繊維食品

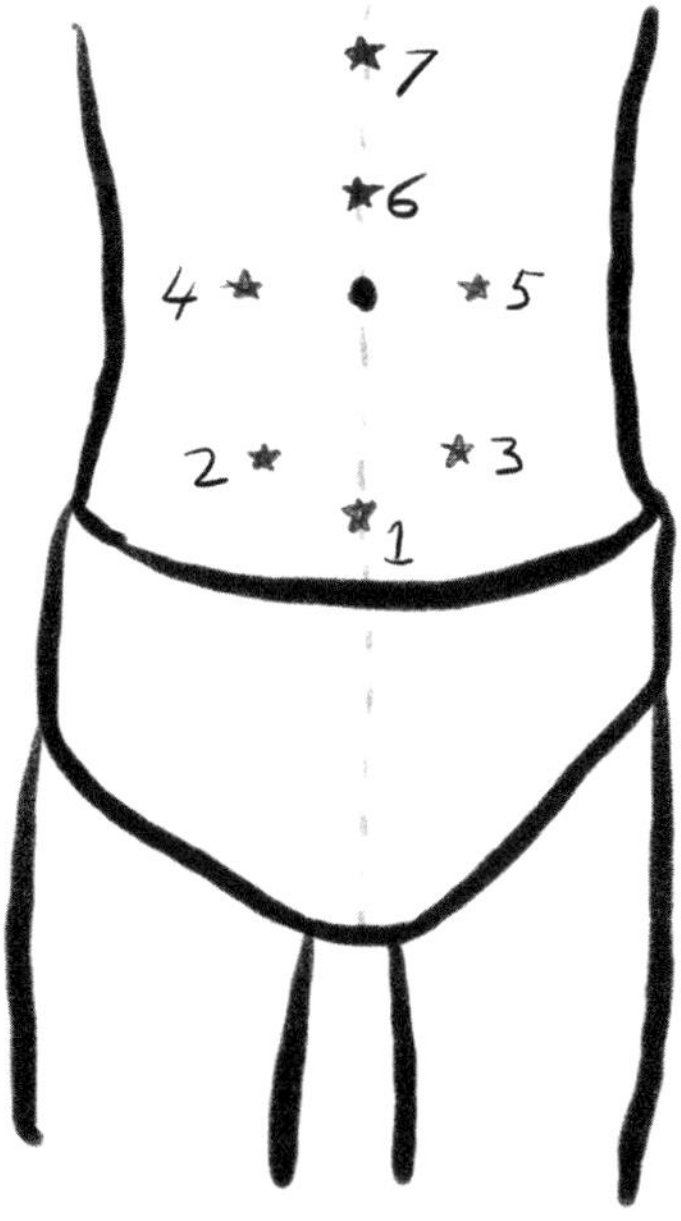

体重記入欄	朝起きてすぐ　kg	夕食前　kg	就寝前　kg

YU'S
EYE
3

お米を食べると美肌になるのは？

ぼくの提唱する白米ダイエットを実践したダイエッターたちの多くが、「お肌まできれいになった」とびっくりしています。

お肌の元になるたんぱく質は、実は「糖質」があってこそ肌まで行き届きます。しかもお米は、小麦などの糖質とは異なり、シミやくすみの原因となる肌の糖化を軽減する特長も兼ね備えています。

食物繊維だって豊富ですから、お通じがよくなって、ぐっすり眠れる。おのずと美肌になるのもうなずけますね。美しく、ムリなく痩せられる上に、美肌まで手に入れられるなんて！　ザ・ラストダイエットが女性の味方であることは、ぼくの誇りでもあります。

肌にやさしい貴重なお米 金賞健康米って？

「金賞健康米」
おくさま印の
幸南食糧
株式会社

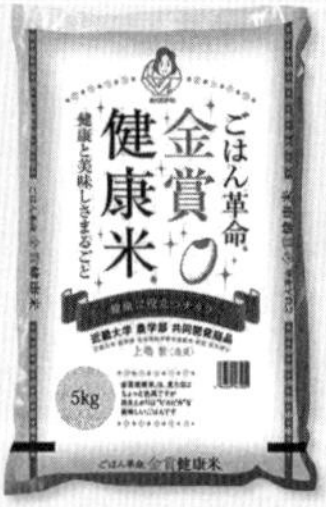

まず、バツグンにおいしい！　粘りがあって、もっちもち、驚くうまさのお米です。従来の製法では除去されてきた胚芽周辺の栄養成分に着目。お米専門卸売会社と近畿大学の共同開発で、胚芽部分のビタミンEを残すことに成功。お肌を紫外線や刺激から守り、潤いあるお肌を保つのにひと役買ってくれるのです。おいしさと栄養と美肌を実感できるグレート・ライス、それが金賞健康米です。おいしく食べてもっときれいになりましょう。

第5章

［体重減量期］

代謝を上げて健康なからだを手に入れる

ダイエット22日目～28日目

22日目

自分の太り期と痩せ期を知る

代謝が下がったら…、

❶睡眠をじゅうぶんとる
❷お風呂にゆっくり入る
❸マッサージでリラックス
❹食事を軽めにする
❺お米を増やして「ごはん8対おかず2」にする

「就寝前」と「朝起きてすぐ」の体重差は、何キロですか？ その体重差こそが、あなたの現在の「基礎代謝」だととらえてください。

ザ・ラストダイエットで、1日に何度も体重計に乗ってもらうのは、代謝を把握するため。毎日こまめに体重チェックをすると、だんだん自分の代謝のリズムがつかめます。

毎日測定すると、代謝に変化があるのに気づきませんか？ **そう、代謝にはバイオリズムがあるのです。**

ぼくのダイエットでは、代謝が低いときを「太り期」、代謝が高いときを「痩せ期」と呼びます。ダイエット経験者なら「停滞期」という言葉を聞いたことがありますね？ その停滞期が「太り期」に当たります。**「痩せ期」は体重が落ちやすく、「太り期」はがんばっても体重が落ちにくい。**

「太り期」は、体調がすぐれず、気分も落ち込みやすく

なります。暴飲暴食したくなることも。でも落ち着いてください。「今は太り期なんだ」と言い聞かせて、がんばり過ぎないこと。

からだを回復させるつもりでゆっくり休めば、代謝は自然と上がっていきます。ゆったりと構えて、穏やかにいつもの調子で「太り期」をやり過ごしましょう。

「太り期」はがんばり過ぎない

「太り期」は、いつもの食事を続けながら、がんばり過ぎず、からだを休めることを第一に。

反対に「痩せ期」はまさに、痩せるチャンス！　その調子で減量を加速できます。

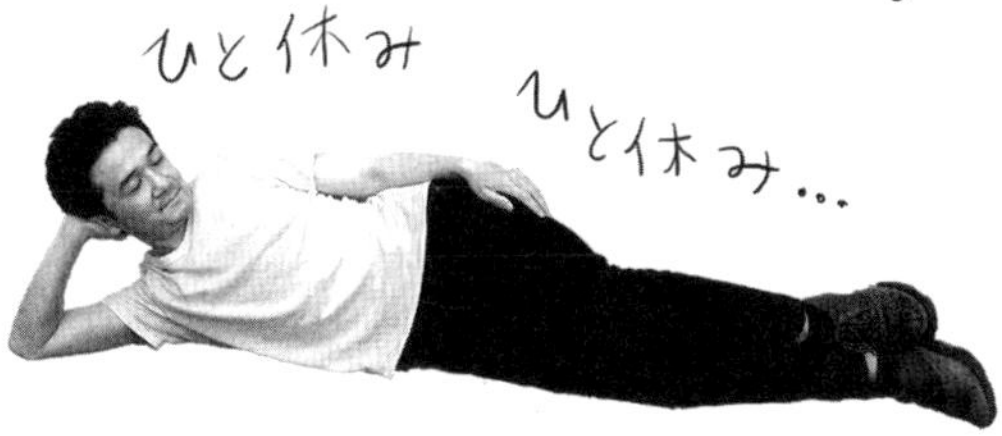

「痩せ期」の特徴

- 食欲が安定する
- シンプルな食事が食べたくなる
- 食べても体重が増えない
- 胃腸がすっきり
- からだが軽い
- お通じがよい
- 寝つきがよく、目覚めもよい
- 好奇心旺盛
- 集中力が増す
- ポジティブな思考
- 歩くことが心地いい
- からだがすっきり締まっている

▼

痩せるチャンス。その調子!!

「太り期」の特徴

- 食欲が麻痺する
- 甘いもの、味が濃いものが欲しくなる
- 加工食品が食べたくなる
- 体重が増える
- 胃腸がなんとなく重い
- からだがだるい、疲れやすい
- お通じがスムーズではない
- 寝つきが悪い
- 睡眠が浅い、起きてもすっきりしない
- あきらめやすい
- 歩くと腰が張る
- からだがむくんでいる感じがする

▼

しっかり休んで元気になろう

体重記入欄	朝起きてすぐ　kg	夕食前　kg	就寝前　kg

23日目 ぐっすり眠る！

がんばっても痩せない人は、たいてい睡眠不足が原因です。意外でしたか？

からだを休める意味で、もっとも重要なのが睡眠です。

「**代謝には休養が必要だ**」と、すでにお話ししました。**じゅうぶんな睡眠がとれないと、からだの回復がままならず、血流が滞って内臓のパフォーマンスは低下します。必定、体重も停滞するのです。**これでは、食事面でのがんばりが水の泡となります。

早めの睡眠を心がけ、からだを回復させて、体重減を実現しましょう。

個人差はありますが、睡眠時間は7〜8時間とってください。ホルモン・バランスからも、夜12時以前に就寝するのがよいとされます。

胃に何か残っていると、からだの回復よりも消化にエ

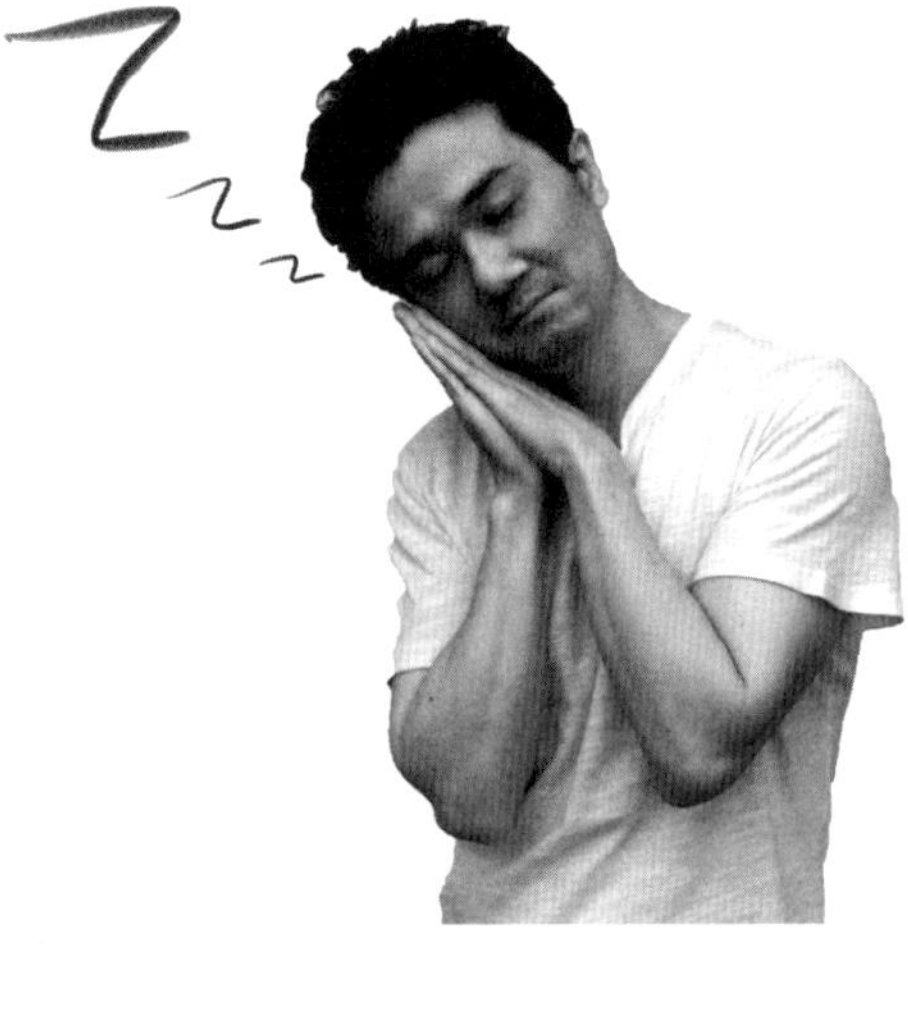

TUESDAY

ネルギーが消費されてしまいます。寝る直前の水分摂取は、避けたほうがベターです。夜中に起きる原因にもなります。

入浴やストレッチでからだをほぐし、安眠のルーティーンをつくることも大切です。

快眠ストレッチでぐっすり！

首や肩が凝っていると、睡眠に影響が出ます。簡単な「タオルストレッチ」で、首や肩まわりをほぐしましょう。血流や水分代謝がよくなって、減量にも効果があります。両手でタオルを左右に引っぱったまま、ゆっくり前後に動かします。息を吐きながら数回行ないます。

快眠のヒント

・好きな香りのアロマを焚く
・ゆっくりお湯に浸かる
・眠れる寝具にこだわる
・安眠ミュージックをかける
・スマホを見ない…etc.

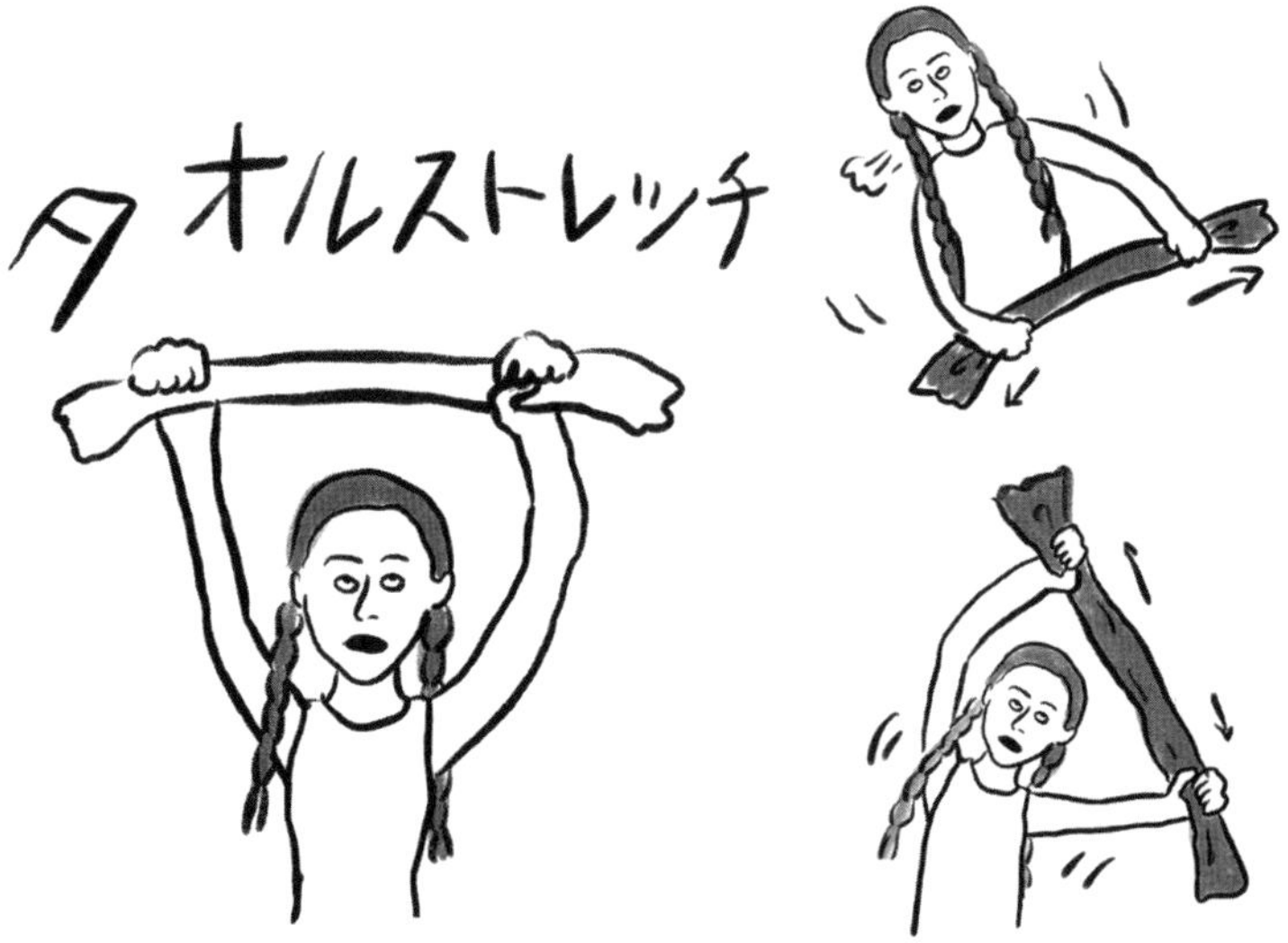

体重記入欄	朝起きてすぐ	kg	夕食前	kg	就寝前	kg

24日目

週1回の風呂トレで痩せる

WEDNESDAY

風呂トレのメリット

❶ 疲労がとれる
❷ 発汗、トレーニング効果がある
❸ 停滞していた体重が落ちる
❹ 気分まですっきり!

代謝を上げるには、ぬるめのお湯に15分くらいゆっくり浸かり、疲労を回復させるのが効果的です。

特に、ここぞというタイミングで体重を落としたいときは「風呂トレ」を試してみてください。

ぼくの推奨する「風呂トレ」は、自宅でできる「デトックス入浴」のこと。

浴槽に発汗作用のあるバスソルトを入れて温冷浴を繰り返すと、**血行が促進されて代謝が上がり、発汗量も増して、軽いトレーニングをしたような効果が得られます。**

必ず、こまめに水分補給をしながら行なってください。急激に汗が出ますから、水分補給を怠ると脱水症状に陥ります。気をつけて実行してくださいね。

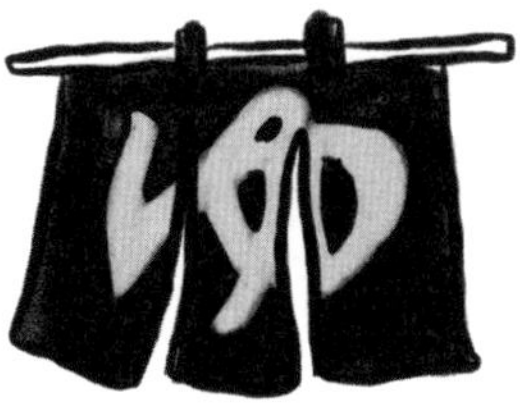

「風呂ボクサー」木村式デトックス「風呂トレ」

❶39～40度のお湯に半身浴（20分）
↓湯船の中で水分補給
❷ぬるま湯シャワーでからだを冷やす
↓血管収縮を促す
❸41～42度のお湯に肩まで浸かって全身浴（5分）
↓発汗
❹ぬるま湯シャワーでからだを休める
↓❸～❹を3セット繰り返す

・からだを洗ってからスタート
・30～40分かけてじっくりと
・水分補給を忘れずに
（1日にとる2リットルとは別途500ml程度）
・発汗作用のあるバスソルトで効果大！

これでお風呂で痩せられる!

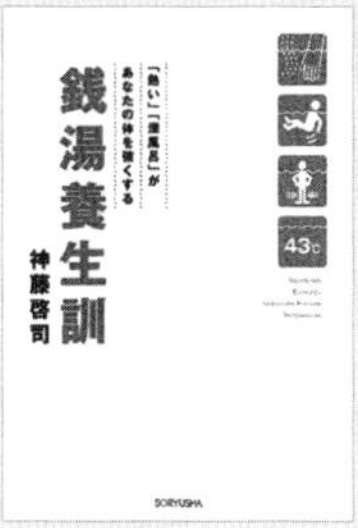

『銭湯養生訓』
神藤啓司・著（草隆社）

銭湯マニアの神藤啓司さんが、アスリートのお風呂の入り方を綴った本。ぼくも登場しています。「風呂ボクサー」と呼ばれるようになったのも、この本のおかげです。

ぼくはサラリーマン時代、ボクサーと二足のわらじでしたから、疲労回復のため、神楽坂の「熱海湯」へ通っていました。「チャンピオンになれたのは熱海湯のおかげ」といっても過言ではありません。おかげで銭湯大使に任命され、新聞記事にもなりました。「プロ」ではなく、「風呂ボクサー」なんて呼ばれたのも、今では楽しい記憶です（笑）。

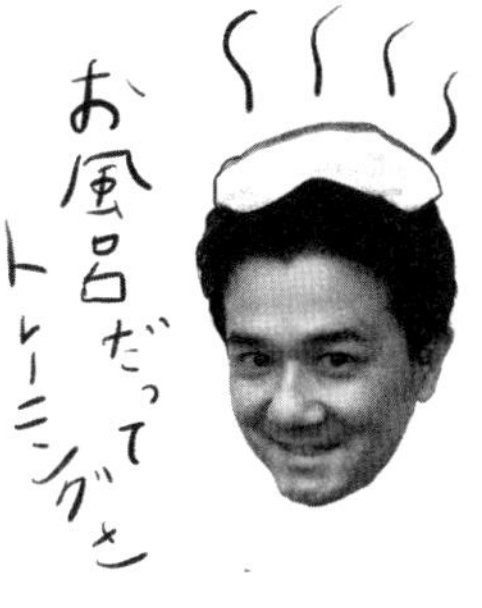

体重記入欄	朝起きてすぐ　kg	夕食前　kg	就寝前　kg

25日目

半断食で一気に落とす！

THURSDAY

代謝が上がらないのは、胃腸が疲れているせいかもしれません。「お腹が空かないのに食べてしまった」「量を食べ過ぎている」のではないですか？　胃腸の活動時間が長過ぎるのです。胃腸は食べ物があれば、休まず活動します。**調子がよくなければ、「胃腸を休ませる」ことを意識してみてください。**

ぼくのダイエットでは、朝食と昼食を抜くだけの「半断食」をおすすめしています。断食なんて聞くとつらそうですが、試してみると、きつさより快調さに気づくはずです。

半断食によって胃腸はおよそ24時間休まりますから、終わったあとはまた活発に活動を再開して「今まで落ちなかった体重が一気に落ちた！」と、驚くかもしれません。

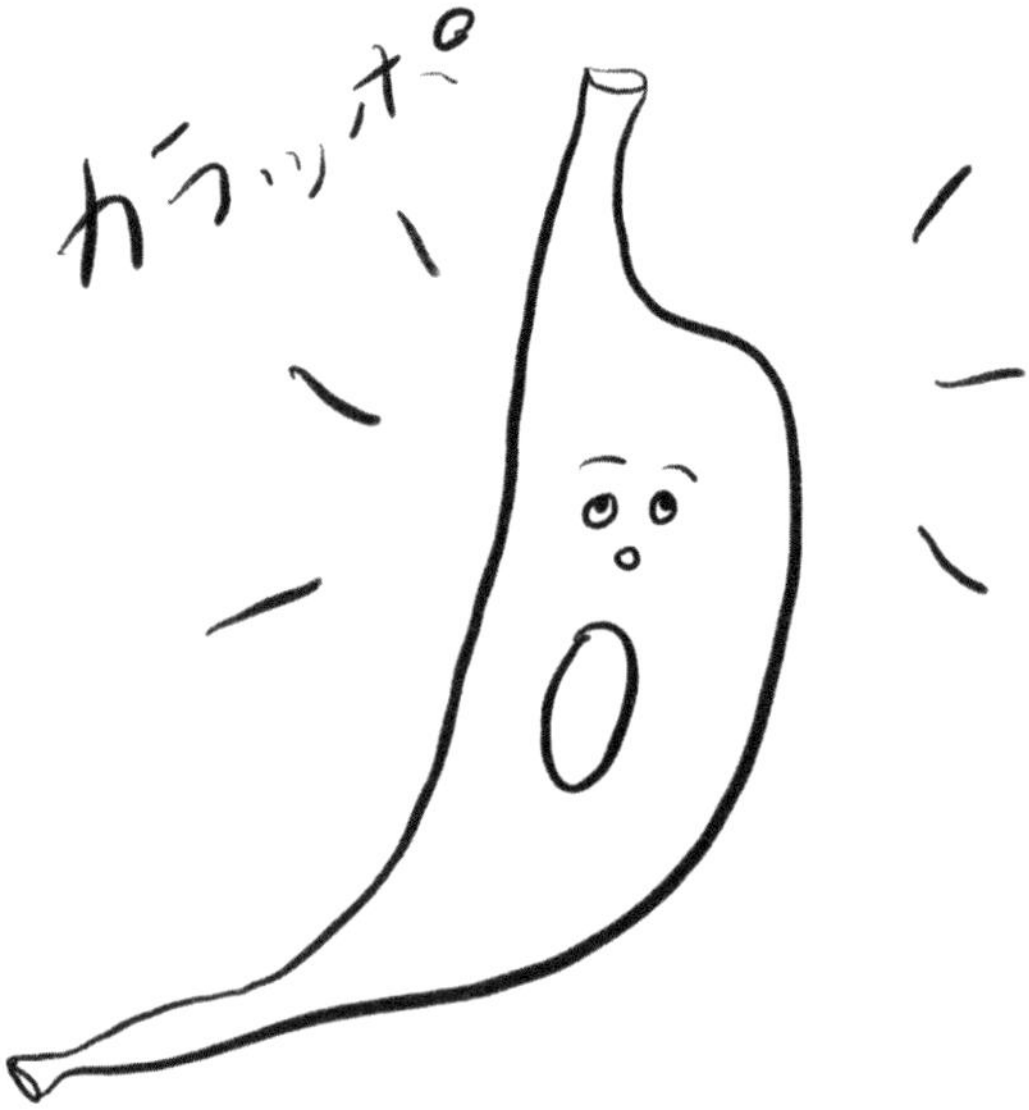

半断食で胃腸をリセット。風呂トレも併用しよう！

半断食は、夕食時にスタートして、翌日の夕食まで行ないます。

「金曜の夜から土曜の夜まで」というように、休日を利用するとやりやすいでしょう。

２日目はお腹が空くので、空腹感を紛らわすためにも「風呂トレ」を併用するのがおすすめです。「風呂トレ」によって交感神経が高まり、内臓の働きも抑制されるので、空腹を感じることなく半断食を成功できます。気分も軽くなっているはず。「風呂トレ」って、凄いんですよ！

この日の夕食は、軽めに。

３日目には、いつもの食事に戻してください。

体重が停滞気味のときには「半断食＋風呂トレ」でからだをリセット！ １か月に２回程度のペースで行なえば、さらに体重が落ちやすくなります。

1日目	夕食	ごはんとみそ汁　おかずなし
2日目	朝食	食事なし　風呂トレ（p82 参照）
	昼食	
	夕食	ごはんとみそ汁　おかずなし
3日目	いつもの食事に戻す	

体重記入欄	朝起きてすぐ　kg	夕食前　kg	就寝前　kg

26日目

外食は和定食を選ぶ

FRIDAY

外食では、お店やメニューを選んでください。

ざっくり言うなら、和食をチョイスすれば、塩分や脂質が多過ぎない献立が多いため、ダイエットに向いているはずです。

同じ和食でも、牛丼、親子丼、かつ丼、といった丼ものは、ついつい早食いになりがち。**栄養のバランスを考えても、「和定食」を選ぶのが賢いチョイスとなります。**

お店は、調理済みの食材を温め直して提供するチェーン店などではなく、そのお店で調理して配膳してくれる「大戸屋」さんのようなお店や、個人で経営している定食屋さんの暖簾をくぐるようにしてください。

外食では、どうしてもおかずが多くなりがち。ゴールデンバランスを鑑みて、おかずを残す工夫も必要ですし、塩分や脂質をよぶんに摂取してしまうため、**水をしっか**

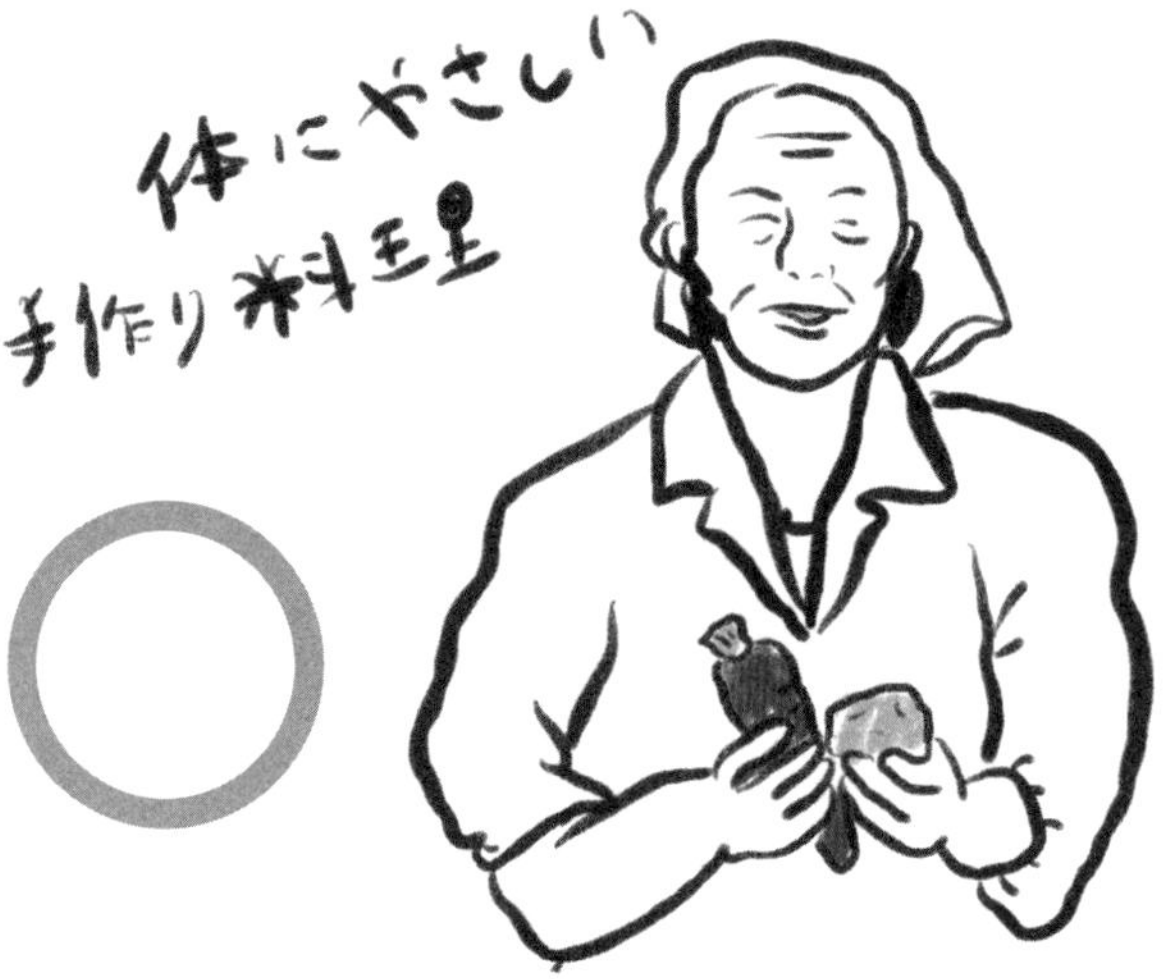

り飲むことも忘れないでください。

外食選びのポイントは？

揚げ物はNGではありませんが、脂質が多いので食べ過ぎないように。天ぷらは盛り合わせではなく、1〜2品の単品を選ぶようにしましょう。

お寿司は、シャリに砂糖や塩が使われていることが多い上、早食いしやすいメニューです。

和食だからOKと思いがちですが、食べやすさから、ついつい食べ過ぎも呼ぶメニューです。

同じ生魚を使ったメニューなら、お刺身をチョイスしましょう。赤身と白身では、栄養素が異なります。2点盛り程度に抑えたほうが、消化に負担がかかりません。

牛丼屋さんで食べる「つゆだく」牛丼は、早食いになる上、塩分過多にもなってしまいます。牛皿定食に代えるほうが、ずっとダイエットに向いていますよ。

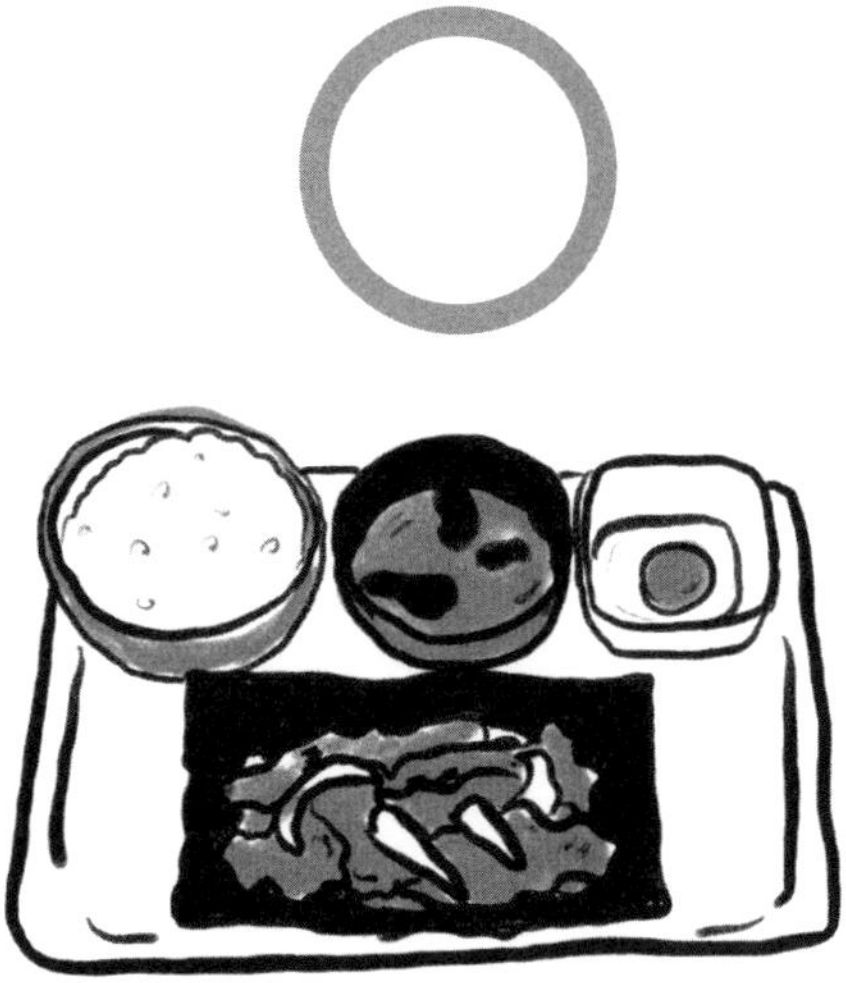

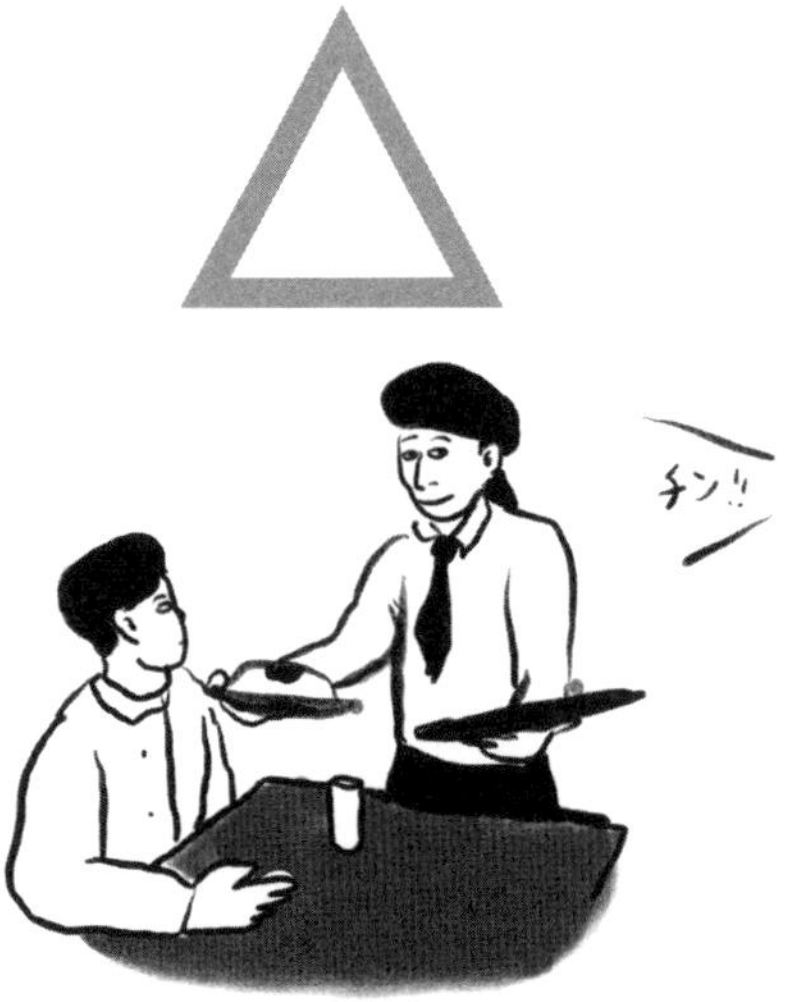

体重記入欄	朝起きてすぐ　kg	夕食前　kg	就寝前　kg

27
日目

1日1回お腹を鳴らす

SATURDAY

ザ・ラストダイエットでは、胃腸を上機嫌にしておくことがとても大事です。だからこそ、ダイエット終盤にさしかかった今、胃腸について、もう一度おさらいしておきましょう。

体重が落ちない＝胃腸が疲れている人は、自分が思っている以上に食べ過ぎている、もしくは食事の間隔が短過ぎるのかもしれません。

1日に最低1回、お腹を空っぽにすることを意識してください。空きっ腹でお腹がグ～ッと鳴るのは、休んだ胃腸がまた動き出そうとする合図です。

よく噛むことも需要です。「箸を置く、20回噛む」を忘れないでください。

満腹近くになったら、潔く箸を置いて、腹八分でおし

胃腸の状態をよくするには？

❶ 1日1回お腹を鳴らす

食べ物があると胃腸は動きっぱなし。1日1回は空っぽにしてあげてください。

❷ よく噛んで胃腸を軽快に

だ液中の消化酵素＋食べ物が細かくなる＝胃腸のパフォーマンスが上がります。

❸ 満腹だと感じたら潔くごちそうさま

満腹になったと感じるタイミングを逃さないように、食事はゆっくりと。

❹ 外食でおかずを残す

食べ物を大切にする心は素晴らしい。でもこの1か月間は、残す勇気も。

まいにできれば理想的です。

「ごはん6対おかず4」のゴールデンバランスも実践してください。外食では、どうしてもおかずをとり過ぎますから、おかずを残す勇気も持つように。

自分の胃袋をわし摑みにする

恋の成就のために「好きな彼氏の胃袋を摑む」なんてよく言いますが、ぼくのダイエットでは、「自分の胃袋をしっかり摑んで放さない」でください。いつも自分の胃腸を慈しむ気持ちを持って、**愛情を持って休ませてやり「お腹が空いたら与える」を実践するのです。**

スマホのアプリを使うなどして、自分の体重グラフを目視するのも効果的です。「こんなに減った」「こんなに痩せてきた」と確認する行為で、モチベーションを積極的に維持するのです。

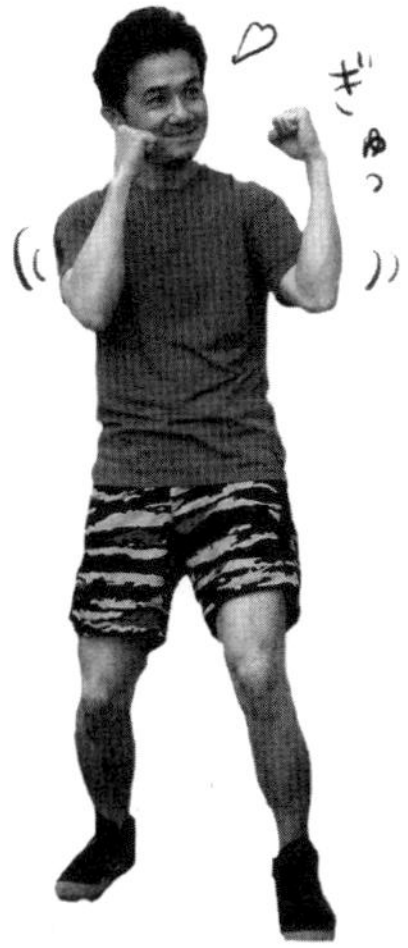

体重記入欄	朝起きてすぐ　kg	夕食前　kg	就寝前　kg

28日目

完璧を目指すのはイエローカード

SUNDAY

朝起きて、まず1杯の水を飲んでスタートし、夜は腹八分目で、眠りにつく。

ザ・ラストダイエットでは、こんなルールを伝えてはいますが、もし、あなたが「完璧にこなそう」と考えているなら、それはたぶん、イエローカードです。

完璧にやって何がいけないの？　と困惑するかもしれません。しかし、よくあるのは、完璧を求めるあまり**「完璧にこなすこと自体が目的」になってしまい、からだの自然な声を忘れて、ダイエットに失敗するケースです。**

からだがついて行けず、悲鳴を上げているのに気づくことができない。結局、つらさが一気に押し寄せて、プログラムを最後まで継続できなくなってしまうのです。

その先に待っているのはリバウンド。

完璧にこなしていたはずが、ある日ぷっつり破綻して、太ってしまう。これが完璧を目指した末の負のスパイラルです。

自分のからだに合ったアレンジで

1日を振り返ってみてください。「体重が落ちない」ことにキリキリしていませんか？　そんなときは「太り期」かもしれません。一度からだをしっかり休めましょう。

「必ず○時にごはんを食べなければならない」と、躍起になっていませんか？　そんなときこそ、頭で考えるのではなく「胃腸の食欲」に耳を傾けてください。今は食べるタイミングではないのかもしれません。

ぼくのダイエットの成功のカギは、何といっても、コツコツ続けることです。

やや矛盾して聞こえるかもしれませんが、成功したダイエッターはみんな、自分の体調や食欲に合わせて、食事量をアレンジしたり、カスタマイズしています（木村式オンラインダイエットでは、個別指導でさまざまな相談に応じて指導しています）。

1日に3回食事をする場合、1週間にとる食事は全部で21食。そのうち、白米を食べるのは7割から8割と考えてください。すなわち、1週間で4回はパスタやラーメンを食べてもよい。2～3日に1回のペースです。

神経質になって、自分をがんじがらめに縛りつけるのではなく、心軽やかに柔軟であり続ける。これは、リバウンドなしのザ・ラストダイエットを長く続ける秘訣でもあります。

この本に書かれたことを、すべてそのまま行なうことにこだわらないでください。31日が35日、40日になっても、それは誤差の範囲ですから気にしなくて大丈夫です。

ゴールに向けて、あなたがさまざまな手段を試し、修正を繰り返しながら、自分にいちばん合ったムリの少ないメソッドを見つけていくのが、ベストなのですから。

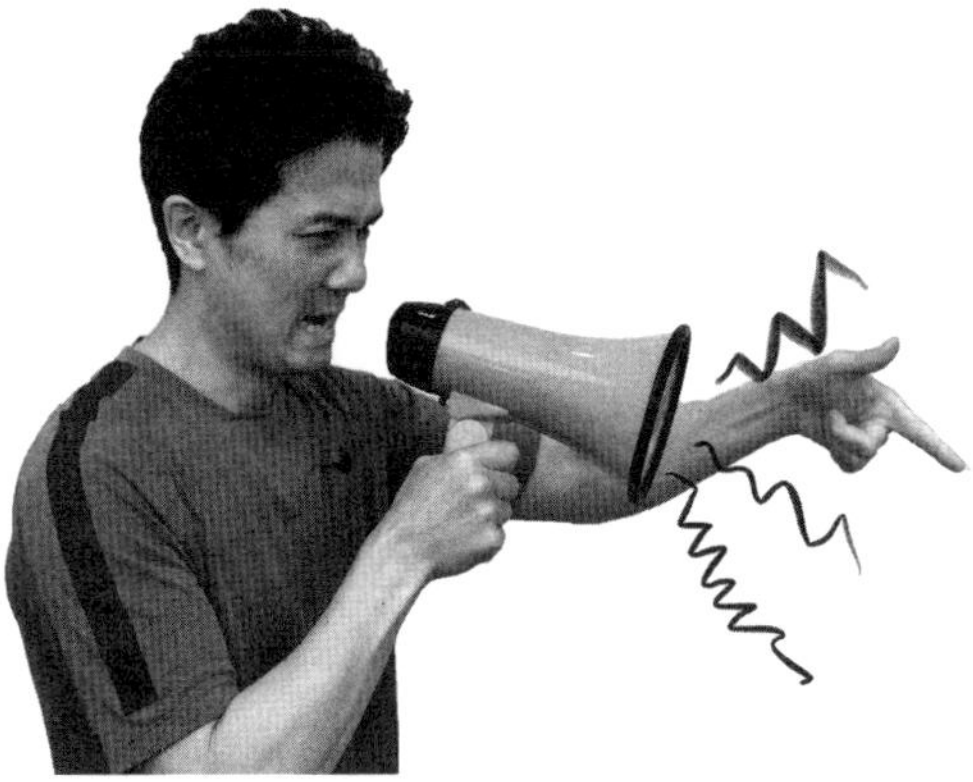

体重記入欄	朝起きてすぐ　kg	夕食前　kg	就寝前　kg

YU'S
EYE 4

じょうずなお酒とのつきあい方

お酒が好きな人にとって、1か月とはいえ、お酒を断つのはつらいことですね。

ダイエット中のアルコールはおすすめはできませんが、どうしても飲みたいとき、どうすればいいか？　どうしても飲みたいときだけですよ(笑)。

お酒は嗜好品なので、まず、糖分とカロリーを抑えるのが好ましい。

選ぶなら、糖質が低いといわれるウイスキーや焼酎などの蒸留酒を。ワインは糖質はやや高めですが、ポリフェノールによる美肌効果などメリットもあるので、ほどほどなら。辛口の赤ワインにすればカロリーも低めです。

ついついがっつり飲んでしまうビールや糖質が高い日本酒は、ダイエット中はNGだと割り切ってください。

酎ハイやサワーの類い、甘くて飲みやすいカクテルにも多量の砂糖が使われています。

糖質ゼロを謳った「ゼロ・カロリー飲料」は罪悪感は軽減してくれますが、添加物や人工甘味料を多用しているものもあるため、おすすめできません。かえって太りやすくなることも。

アルコールを飲むときは、同量以上のお水を飲むことが必須です。

ウイスキーを炭酸水で割ったハイボールはいいでしょう。もちろんお湯割りもOK。

おつまみは、ナッツ類、枝豆、だし巻き卵など、シンプルを心がけます。揚げものは脂質過多な上、食べ過ぎも要注意。〆にラーメンはご法度。おにぎりとみそ汁を！

翌朝は、お粥などにして、胃腸をいたわる気持ちも大切です。

第6章

［ダイエット完成期］

成功者のメンタルを手に入れる

ダイエット29日目〜31日目

29日目

ダイエットの主導権を握るのは誰か？

MONDAY

ダイエットに成功する人と失敗する人。**その違いは「自分が主導権を握っている自覚があるか」です。**

たとえば、友だちとランチへ行くとき、和食の定食屋さんを選べるかどうか？　もしイタリアンに行くことになったとしたら、ピザをもうひと切れ食べてしまうか、それとも残せるか？

飲み会の席で「もっと食べなさいよ」と、他人の口へ食べ物を放り込む人なんていませんよね？

そう、いつも「食べる選択」をしているのは、あなた自身なのです。

これまで、食生活を中心に生活改善のしかたをお伝えしてきたのは、**あなたが「自分で考え、自分で選択し、自分で行動できる人」ようになってほしいからです。**

誰かのせいにしたり、まわりの環境を悪者にしないで、自分で考え、必要な選択をして、正しい行動をとり続ければ、結果として、必ず体重は減っていきます。

成功と失敗の分かれ道は、実は、たいへん些細なことです。ゴールに近づくAの道を選ぶか、それともゴールから遠ざかるBの道を歩むのか？　小さな積み重ねが大差になるのです。

誰でもない、あなたがその主導権を握っていることを、どうぞ忘れないでください。

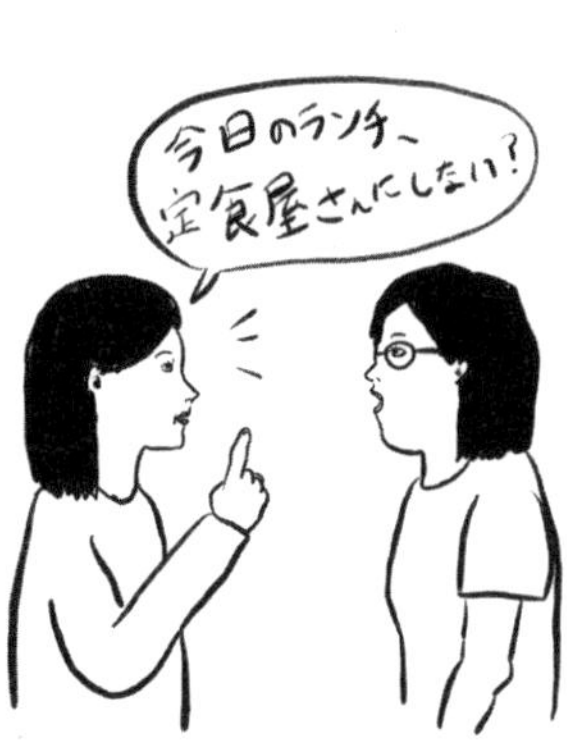

B ゴールから遠ざかる道

選択 1
友だちに誘われて
イタリアン・
ランチへ

選択 2
お腹いっぱいなのに
ピザを残さなかった

選択 3
お惣菜の賞味期限が
近いから食べた

選択 4
飲み会に誘われたら
毎日でも行く

選択 5
〆はやっぱり
ラーメン!

太ったまま

A ゴールに近づく道

選択 1
友だちとのランチで
定食屋さんを提案

選択 2
デザートのサービス
を断ってみる

選択 3
賞味期限が近い
お惣菜をムリして
食べない

選択 4
飲み会を週1回に
限定する

選択 5
〆のラーメンを
おにぎりに変える

痩せた!

体重記入欄	朝起きてすぐ	kg	夕食前	kg	就寝前	kg

30日目

セルフイメージを高める

TUESDAY

「痩せない」と口にしたら、本当に痩せられない行動をとってしまう。そんな人たちをたくさん見てきました。ダイエットに限った話ではありません。「自分はできない」と考える人って、本当に何ひとつ実現できないものです。不思議な話ですが、これってまぎれもない事実です。

「痩せない、できない」と入力された脳はその「誤った決めつけ」を繰り返し刷り込まれ、「痩せない、できない」に寄り添う行動をとろうとするからです。**「できない」「痩せない」と考えたり、口に出すのは、たった今から禁止事項です。**「口に出したことは現実を呼ぶ」とも言いますから。

それより何かひとつでいいですから、今日できた自分を褒めてあげてください。スイーツを食べなかった、エスカレーターを使わなかった、おかずを残した、などなど、何だっていいのです。

そんな明るいポジティブ・マインドが、ダイエットを継続させ、よい結果を呼ぶのです。

「痩せる」を実現する6つの習慣

セルフイメージを高めるために必要なこと、それはズバリ「思い込み」です。そう、単なる思い込み。とはいえ、侮ってはいけません。その効果はきわめて絶大。近ごろ、脳科学でもさかんに効果が言われていますね。**痩せた自分をイメージする。すると、からだがだんだん近づいていくのです。**

痩せたら何が変わる？　何が欲しい？　何がしたい？

ダイエットの目的を今一度、明確にしてみてください。

「自分なら必ずできる」と思い込んで、行動する。これこそが、成功したチャンピオンの思考法です…なんちゃって！

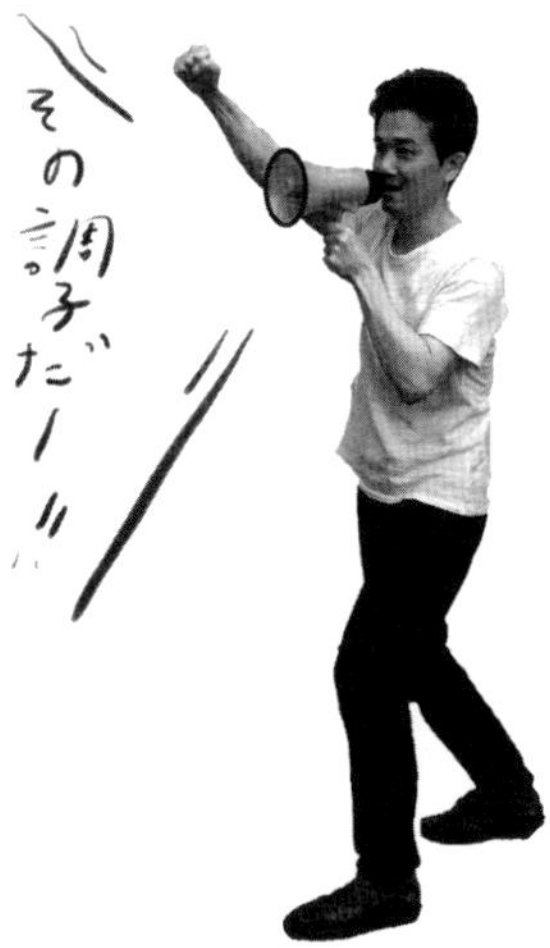

❶ 痩せたら何がしたいかを「書く」

痩せたら何がしたいのか、文字や絵をノートに書きます。日記でもグッドです。

❷ よいイメージを抱いて、眠りにつく

できない自分ではなく、できる自分を思い描きながら眠りにつきましょう。

❸ スマホの待受けを「なりたい画像」にする

なりたいボディでも、憧れの人でもＯＫ。見るたびにイメージを持ちやすくなります。

❹ ポジティブな言葉を使う

まずは言葉から変えてみるのも◎。逆に、ネガティブな言葉を使わないようにします。

❺ 成功者の体験談を聞く

ネットや雑誌で成功者のマインドを知ると「自分もできるに違いない！」と気合が入ります。

❻ 寝る前にセルフトークをする

「絶対できる！」と口に出し、脳にイメージを刷り込みます（ちなみに、ぼくは現役時代、寝る前に勝利者インタビューの練習をしていました！）。

体重記入欄	朝起きてすぐ　kg	夕食前　kg	就寝前　kg

31日目

「正解」は自分のからだの中にある

WEDNESDAY

おめでとうございます！　いよいよ、ダイエット最終日を迎えました。今日まで、よくがんばり抜きましたね。ぼくからのアドバイスも、今日でおしまいです。さあ、みなさんにいちばん忘れてほしくないことをお伝えしましょう。

それは「ダイエットの正解はひとつではない」ということです。もし正解が知りたければ、それはあなたのからだの中にあるからです。

ダイエットに失敗した経験がある人、それは、自分に必要なメソッドを取捨選択できていなかったからかもしれません。からだには個人差がありますから、言われたままにやっていたって、結果が出るとは限らないのです。

季節や体調によっても成果は変わります。アドバイスをもとに、自分のからだの声によく耳を傾け、その声を尊重しながら、メソッドを実践していくことが大切なのです。

ですから、体重、食欲、胃腸の状態、お通じ、睡眠時間など、**自分のからだの「今」をよく知って、ぼくのプログラムを進めてみてください。**

自分のからだにとっての正解が見えてきたら、きっとダイエットは成功します。もちろん、リバウンドとも無縁な人生になっているでしょう。

成功者の共通点はポジティブ思考

ぼくのダイエットで成功した人たちも、はじめはあなたと同じように、痩せたら何をしたいのか？　それを紙に書くところからスタートしました。

成功者たちがみんな決して忘れなかったことは、いつもポジティブ思考でいたことです。失敗したら落ち込むのではなく、そうか、それなら次はどうすればいい？　うしろではなく前を見て、昨日の失敗を糧にして、トライ＆エラーを繰り返しながら、常に明日の自分を思い描いて進んだのです。

ポジティブな言葉は行動を変え、行動が変われば性格までも変容し、ついには運命だって変わっていきます。

どうです？　わくわくしてきませんか？

そう、次は、あなたの番です！

モデル並のスタイルに
夫もママ友もびっくり！

彼氏ができた

子どもに「ママきれいだね」と
褒められた

水着姿でビーチを駆ける爽快感

20代のときの洋服が着られた

クラス会で「痩せた？」と
聞かれた

鏡を見るのが楽しくなった

階段をすいすい上れる

メイクが楽しくなった

いつも食事がおいしい

笑顔が増えたと自分で気づいた

体重記入欄	現在の体重　kg	1日目から31日目までで減量できた体重　kg

YU'S

EYE 5

ザ・ラストダイエットを終えても

ぼくのダイエットに成功した人たちは、みんなツヤツヤとして、笑顔が輝いて見えます。これまで何度もダイエットに失敗してきた苦い経験から解放され、心とからだ双方の健康を手に入れたからに違いないと確信しています。痩せて美しさを得て、お米の力で体内のエネルギーも安定した人は、人生でも自ら主導権を握って、日々ポジティブに生きているのではないでしょうか？

たかがダイエット、されどダイエット。この１か月間でからだの断捨離に成功した人が得たものは、想像以上に大きいはずです。

今回のメソッドを通して得た「自分らしいからだ」を、ぜひ、これからも持ち続けてください。それが、真に「ザ・ラストダイエット」を実践することです。

「ダイエット完成期」を終えた次のステップは「安定期」です。そう、現在のぼくのような状態。栄養が満たされ、食欲をコントロールできている状態です。これ以上は痩せる必要がないため、毎日の体重チェックもゆるくして、より自然体で毎日を過ごしています。

お水を飲むことは欠かしませんが、おかずを少なめにすることはすっかり定着して、ストレスはゼロ。友人たちと会食を楽しんだときには、翌日、翌々日に調整することで、スムーズに元の体重に戻っています。

このダイエットに成功した人がリバウンドしないのは、当然なんです。なぜなら、痩せたというより、個体が本来あるべき本来の体型に戻っただけなんですから。

減量に失敗してばかりのぼくを救ってくれたのが、お米を２合食べる「食アススタイル」の理論でした。そしてついに世界チャンピオンに。

お米を主食としてモリモリ食べていた40年ほど前の日本には、肥満は少なかったそうです。お米は太る？　そんなことありません。この本をきっかけに「お米は痩せる」という真実を広めていければうれしいです。

第7章

ザ・ラストダイエット Q&A相談室

Q　1日2リットルの水をなかなか飲めません。仕事をしているため、トイレが近くなるのも心配で、飲み過ぎないようにしています。

A　いきなり2リットル飲むのが大変なら、まずは飲む習慣をつけられるよう心がけてください。だんだんと飲めるようになります。

お水を飲むのは、からだを洗って老廃物を体外へ排出することが目的のひとつ。トイレに行くのも、重要なんです。「今、自分のからだはきれいになっている！」と思い、割り切って、お水を飲むことに慣れていってください。

Q　なぜ白米にこだわるのですか？　玄米のほうがからだによく、痩せるのではないですか？

A　白米は栄養価が高く、腹持ちもいいからです。

玄米は栄養価は高いのですが、同時にデトックス効果も大き過ぎるため、からだに必要な栄養素まで体外へ排出してしまうことも。

また、胃腸が強くない人は、消化に負担がかかるため、結果として便秘になるケースも報告されています。

Q　朝はお腹が空きません。ムリしてでも食べたほうがいいですか？

A　お腹が空いていなければ抜くのもOKです。ただ、できるなら、朝食を食べられるほうへシフトしていくのがベターです。

夜の食事を見直しましょう。日本人の多くが、夕ごはんを食べ過ぎています。夕ごはんの分量は、1日の食事のうち10分の3程度が適量。夕ごはんを軽くするルーティーンが身に付くと、朝の目覚めが驚くほどすっきりします。実験だと思って、ぜひ試してみてください。

翌朝、お腹が空いて、朝ごはんが食べたくなっているはずですよ。

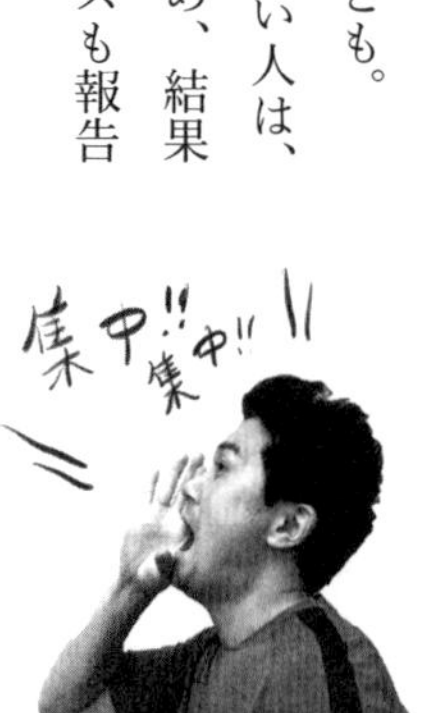

Q　これまで食卓に載り切らないほどおかずをつくってきました。おかずが減ると、栄養が足りなくなるのでは？　と心配です。

A　お米だけでも、じゅうぶんなくらい栄養を摂取できます。あとは、具だくさんのみそ汁を。それにもう1品あれば優秀です。足りないことを心配するより、食べ過ぎることを注意してください。

Q　ずっと糖質制限をしてきました。いきなり白米を増やすのは、こわいです。

A　ぼくのLINE公式アカウントにある「お米診断」（P32参照）で、いくら「1日に700～800g食べてもいい」と診断されても、いきなりはキツいかもしれません。

特に、これまで炭水化物を抜いてきた人が急にお米の量を増やすと、お腹を壊してしまうこともあります。その場合、1食＝お茶わん1杯（150g。1日3食＝450g）から始めてみてください。

まず白米中心の食事にからだを慣らして、自分のペースで調整してください。

たしかに、オンラインダイエットの受講生にも「白米を増やすのがこわい」という人は多いですね。

炭水化物を抜いてきた人が白米を食べ始めると、はじめのうちは体重が増加する傾向が見られます。ただし、それは脂肪が増えているわけではありません。

炭水化物は、からだにストックされるので、からだにグリコーゲン（糖質エネルギー）が保管されただけのことなんです。

いったんは1～2キロ程度増えるかもしれませんが、それをピークにしてだんだんと体重は下降します。受講生のエビデンスが同じ結果をたどっていますから、この時期に焦らないことです。

Q　仕事がら1週間に4～5回、会食をします。こんな生活でも、白米ダイエットを続けられますか？

A もちろん続けられます。とはいえ、これまで通りに食べたり飲んだりしていたら、体重は落とせませんね？

会食しているときも、主導権は自分にあると自覚しましょう。おつまみを選ぶ、量をコントロールする、お酒をウーロン茶にするなど、ダイエット中の1か月間は強く意識してください。もしお酒を飲むなら、いっしょにお水を飲むことも忘れずに。

翌朝は食事を軽めにし、水を飲んで、よぶんな塩分や脂質を洗い流すイメージを。

Q 育ち盛りの子どもや夫が、ボリュームのある肉類や揚げものを食べたがります。いっしょに食べても大丈夫？　工夫できることはありますか？

A 食べても大丈夫ですよ。決して揚げ物がダメだと言っているわけではないのです。ご家族といっしょに食べるなら「食べるもの」「食べる分量」を加減すればいいのです。

「早食いしない」「ひと口ずつ箸を置いてよく噛んで食べる」ことで、家族団らん、会話をしながらだって、案外冷静に食事がとれるでしょう。

同じ量の食事をした夫婦なのに、夫は1か月で4キロ痩せ、妻は3キロ太った…という事例がありました。よく噛んで、じっくり食べることがいかに大切かわかりますね？

同じボクシングジムで同じトレーニングをしていたって、チャンピオンになる人間とならない人間がいます。考え方や意識を変えるだけで、結果はまったく変わるのです。

Q からだを休めても代謝が戻りません。どうすればよいのでしょう？

A 従来のやり方に変化をつけてみてください。たとえば、ある日の夕食のおかずをなしにしてみる。これだけで、あっさり体重が落ちる流れをつくれることがあります。

同じやり方を続けて体重が変わらないなら、さまざまな手段を試してみてください。

Q　無洗米でも問題ないですか？

A　まったく問題ありません。毎日炊くのが億劫なら、小分けにして冷凍しておくのがおすすめです。おにぎりも、握ってから冷凍しておくと、チンしてすぐに食べられて便利です。

Q　塩分はダイエットの敵だと書いてありました。なぜでしょうか？

A　塩分をとると、血液中の塩分量が増加します。すると、腎臓が塩分濃度を薄めようとして、体内から水分を排出するのを抑制しようと働くのです。体重は増えますし、からだの体液量が増加するため、むくみが生じて代謝も落ちてしまいます。

塩分過多により、太っただけでなく、太りやすい体質にもなる「負のスパイラル」に陥ってしまうわけです。薄味に慣れると、味覚が復活して素材そのものの味を楽しめるようになります。おそばやラーメンのスープは残す習慣を。

Q　1日1回お腹をグ～ッと鳴らせとのことですが、仕事中に鳴るのって恥ずかしいです。

A　朝を「お腹のグ～ッタイム」にするのはどうですか？　やり方は簡単。夕食を軽めにして寝るだけです。朝、グ～ッとお腹が鳴ったら、夕食の量がちょうどよかったサイン。1日の目覚めがさわやかに変わります。

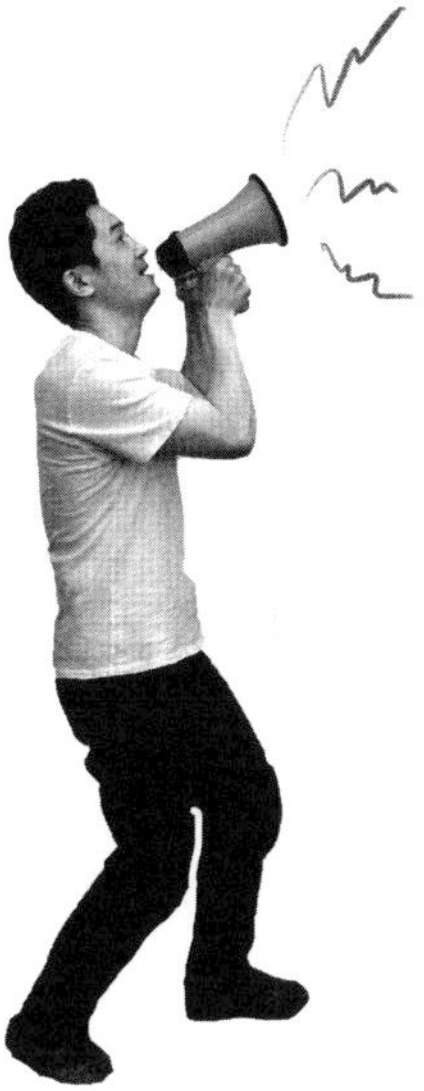

Q　季節の変わり目になると、からだがすぐに疲れてしまいます。おすすめのメニューはありますか?

A　肉体的な疲れが抜けないときには、酢のものがおすすめです。ミョウガやキュウリ、ワカメの酢のものはいかがですか? 精神的な疲れが溜まっているなら、甘味のある食事がいいですね。酢豚なんてどうでしょう?

Q　カフェや喫茶店では、何を頼めばいいですか?

A　ハーブティーやミネラルが豊富な天然の炭酸水がベストです。コーヒーや紅茶でもかまいません。カフェラテやミルクティーも1杯くらいならOK。とはいえ、砂糖やはちみつの入った飲み物やジュース、コーラの類いはよろしくないですね。

Q　1か月で4.5キロの減量に成功しました! がんばったごほうびに、1泊2日の温泉旅行に出かけてきます。レストランでのバイキングなど、楽しんでもいいですか?

A　素晴らしい! 減量おめでとうございます!

ザ・ラストダイエットを卒業したあとは、安定期に入ります。体重を維持するつもりで過ごすことです。

もし、旅先で食べ過ぎたことが原因で一時的に体重が増えたとしても、旅行後2〜3日かけて、おかずを減らすなどの工夫をすれば、太ることはありません。

ちなみに、1〜2日で食べたものは、単純に胃腸に溜まっているだけ。急に脂肪に変わるわけではありませんから、翌日以降の食事でリセットすれば、体重は元に戻ります。

Q　ダイエットに失敗する人って、どんな人ですか?

A　失敗する人の特徴は、ふたつあります。

ひとつは、手段が目的になってしまう人。毎日、ごはんを食べて、体重を計る。これで目的を達成した気になってしまう人です。もう一度、ダイエットの目的を思い出してみてください。それは、体重を減らすと同時に「痩せてどうなりたいか」「何をしたいか」を叶えることではないでしょうか？　目的を明確にして、そのために今、何をするか？　自分で考えながら、常に修正して進むことが大切なんです。

もうひとつ、失敗する人に多いのが「言い訳ばかりする人」です。「今日も仕事で飲んでしまった」「誘われたから焼肉屋に行って食べ過ぎた」などなど。心当たりがありませんか？　ダイエット期間中の言い訳には、厳しい結果が待っていますよ。

Q　運動しなくても痩せるというのが信じられません。

A　太っている人の多くは、食事のバランスが崩れているためなんです。ですから、食習慣が整っていくと、だんだんからだも本来あるべき姿へ戻っていきます。結果として、痩せているわけです。それゆえぼくのダイエットでは、食習慣の改善を第1のテーマとしています。

ダイエットのために過度の運動をする必要はありませんが、目的地までひと駅歩く、階段を使うようにするなど、日常生活でからだを動かす工夫をすると、さらにベター。筋肉が衰えることなく、美しく健康なからだを維持できます。

※LINE公式アカウントでも質問や感想をお待ちしています。気軽にお声がけください！
　QRコードは、巻末のプロフィール欄に掲載してあります。

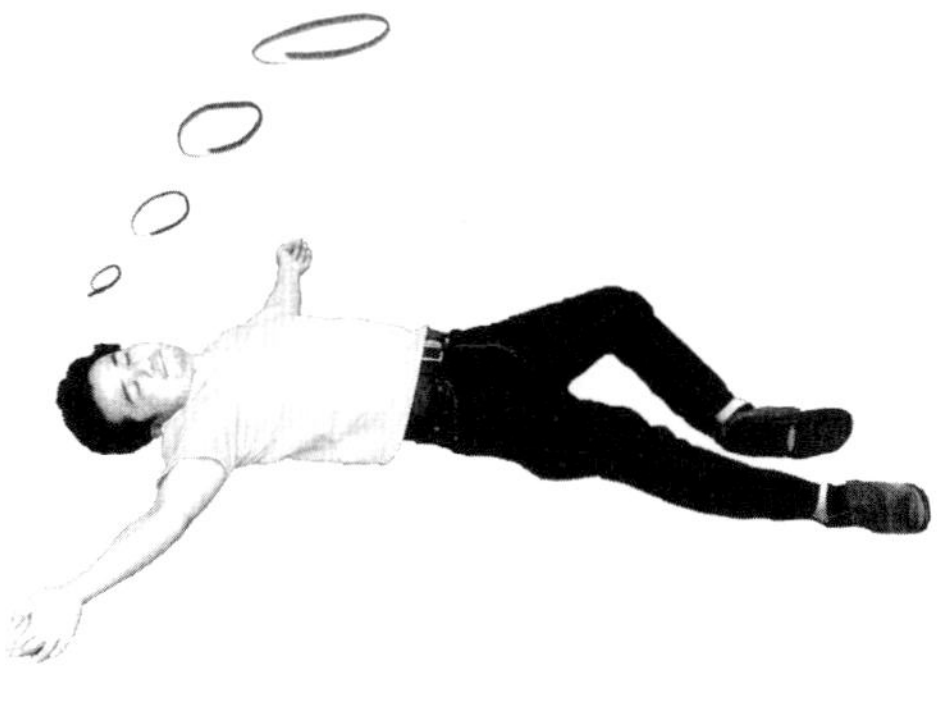

おわりに

なかなか体重が減らない、つい甘いものを食べちゃった、食欲を我慢できない。ダイエットをやっていると、誰だってこんな悩みはありますよね。実は、ぼくもそうでした。

今では減量（ダイエット）を卒業していますが、ボクサー時代は失敗の連続。計量直後にラーメンをドカ食いしてお腹を壊したり、食べないダイエットに我慢ができずスイーツに手を出す、極端なダイエット方法を試してリバウンドする…、そんなことを繰り返していました。

ネットや書籍の情報を鵜呑みにして、減量を失敗してコンディションを崩し、大事な試合に負けたこともありました。

そんなときに応援してくれていたスポンサーの方の紹介で、ある栄養士の先生に出会いました。その先生は、私の食事内容を聞いてこう言いました。

「明日から、3食ごはんを従来の倍量、食べてください」

「え！　そんなことをして大丈夫なの？」と、もちろん最初は半信半疑でしたが「減量が苦手な自分を変えたい」という強い思いから、試してみることにしました。

すると、わずか2週間でマイナス3キロを達成！　練習への集中力も増して、1日を精力的に過ごすことができたのです。

食の力って、すごい！　と感動したのを覚えています（P100でも触れた「食アスリート協会」が提唱する「食アススタイル」です）。

その日からは連戦連勝で、夢だった世界チャンピオンになることができました。

「ダイエットに終わりはない」と思われがちですが、そんなことはありません。この本の内容を理解して実践すれば、必ず成果に繋がって、あなたは理想のからだを手に入れることができます。

みなさん、見違えるように痩せたら、何がしたいですか？

人生１００年時代と言われている今だからこそ、いつダイエットを始めたとしても、遅くはありません。健康的に痩せると、人生が見違えるように変わっていきます。

木村式オンラインダイエットで指導している生徒さんも、みんないきいきと輝いています。この本をきっかけにみなさんの行動が変わり、充実した人生を送るお役に立てたらうれしいです。

本書籍の制作にあたり編集担当の水木さんをはじめ、たくさんの方々のお世話になりました。この場を借りて、お礼を言います。

ライスアップで楽しくダイエットしていきましょう。ありがとうございました。

２０２１年６月　四谷のオフィスにて

木村 悠

木村式
オンラインダイエット

『木村式オンラインダイエット』は、栄養、運動、休養の観点から、各分野のスペシャリストがオンラインでサポートするダイエットプログラムラムです。ぼくからの直接アドバイスや、管理栄養士によるていねいな栄養指導のほか、マンツーマンでボクシングレッスンも行なっています。理想の体型に向けた完全サポート体制により、2か月で 10 キロ以上痩せた方もおられます。「自分に合ったアドバイスが欲しい」「ダイエットから卒業したい」「食べながら無理なく痩せたい」という方は「木村式オンラインダイエット」を、ぜひ試してください。くわしくは、LINE 公式アカウントで友だち登録を。30 分間の無料カウンセリングも受付中です。白米ダイエット診断やワンポイントアドバイスも行なっています。痩せたい方は要チェック！　ご質問やご相談、書籍の感想もお待ちしています。

木村式
オンラインダイエット
@onlinetrainer2020

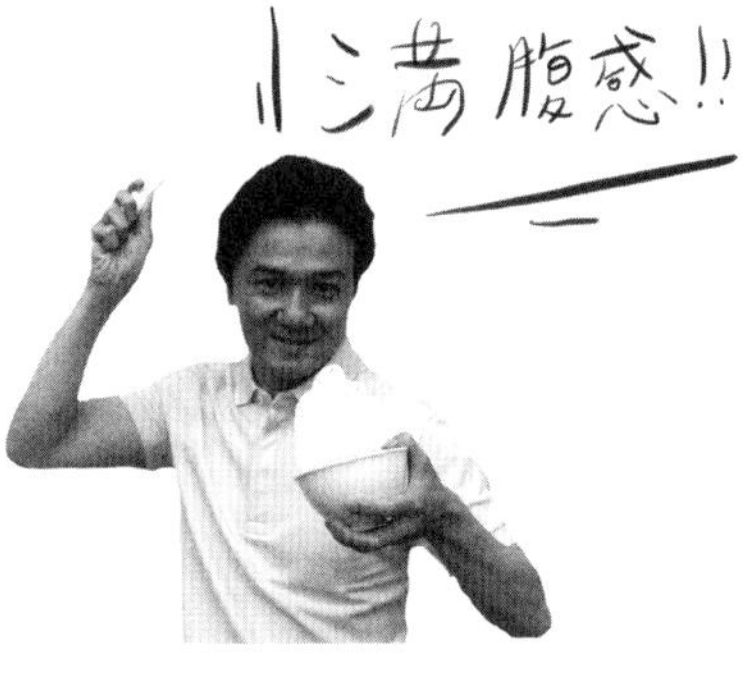

木村悠（きむらゆう）

1983年、千葉県生まれ。元ボクシング世界チャンピオン、株式会社ReSatrt代表取締役。中学時代よりボクシングを始め、習志野高ボクシング部を経て、法政大1年のときに全日本選手権で優勝を果たす。卒業後、ボクシングの名門帝拳ジムでプロデビュー。その後、挫折をきっかけに商社に勤めながら、仕事とボクシングの二刀流で「商社マンボクサー」として注目を集める。2014年、ライトフライ級日本タイトルを獲得。2015年、初挑戦で見事、WBC世界ライトフライ級チャンピオンの座に就いた。現役引退後は、Yahooニュース、LINEニュースでの執筆や、ボクシング活性化を目的としたコミュニティ「オンラインジム」を設立。2019年、ボクサー時代の減量経験を生かした「木村式オンラインダイエット」を開設。すべてがオンラインで完結する独自のメソッドで、日本全国の会員に向け、精力的にダイエット指導を行なっている。

ブックデザイン　田村保寿
監修　嶋野麻美
イラスト　YOSHIYA
構成　吉田あき
制作協力　有限会社Imagination Creative

ザ・ラストダイエット

2021年7月10日　第1刷発行

著者　木村悠
発行人　安藤拓朗
編集人　水木 英
発行所　株式会社 集英社
〒101-8050 東京都千代田区一ツ橋2-5-10
TEL　編集部：03(3230)6205
読者係：03(3230)6080
販売部：03(3230)6393［書店専用］

印刷所　大日本印刷株式会社
製本所　加藤製本株式会社

ISBN 978-4-08-790042-2 C0076